Remédios Florais de Bach para Animais

Helen Graham
Gregory Vlamis

Remédios Florais de Bach para Animais

Tradução
DENISE DE C. ROCHA DELELA

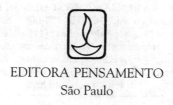

EDITORA PENSAMENTO
São Paulo

Título original: *Bach Flower Remedies for Animals.*

Copyright © 1999 Helen Graham e Gregory Vlamis.

Copyright da edição brasileira © 2001 Editora Pensamento-Cultrix Ltda.

8ª edição 2012.

Publicado originalmente por Findhorn Press, Escócia.

Todos os direitos reservados. Nenhuma parte deste livro pode ser reproduzida ou usada de qualquer forma ou por qualquer meio, eletrônico ou mecânico, inclusive fotocópias, gravações ou sistema de armazenamento em banco de dados, sem permissão por escrito, exceto nos casos de trechos curtos citados em resenhas críticas ou artigos de revistas.

Ilustração da capa de Phoenix Graphics.

Direitos de tradução para o Brasil
adquiridos com exclusividade pela
EDITORA PENSAMENTO-CULTRIX LTDA.
Rua Dr. Mário Vicente, 368 – 04270-000 – São Paulo, SP
Fone: (11) 2066-9000 – Fax: (11) 2066-9008
E-mail: atendimento@editorapensamento.com.br
http://www.editorapensamento.com.br
que se reserva a propriedade literária desta tradução.
Foi feito o depósito legal.

AGRADECIMENTOS

Muitas pessoas cederam graciosamente seu tempo para compartilhar experiências e explicações sobre os aspectos mentais e emocionais dos animais e do vínculo entre os seres humanos e os animais. Os autores gostariam de agradecer a todos que compartilharam suas descobertas, fizeram observações interessantes e encontraram formas originais de usar os remédios ou essências florais no tratamento de animais.

Este livro não existiria se não fosse o sistema de tratamento desenvolvido pelo dr. Edward Bach, conhecido no mundo inteiro como Remédios Florais de Bach.

TEMOS UM DÉBITO PROFUNDO COM OS SEGUINTES PROFISSIONAIS DOS ESTADOS UNIDOS E DO REINO UNIDO, ESPECIALISTAS EM MEDICINA VETERINÁRIA:

Richard Blackman, bacharel em Ciências Veterinárias (B.V.Sc.) e membro do Royal College of Veterinary Surgeons (MRCVS); Stephen Blake, doutor em Medicina Veterinária (DVM); Bruce Borland, bacharel em Medicina Veterinária (B.Vet.Med.) e MRCVS; Christiana Chambreau, DVM; P.A. Culpin, MRCVS; Christopher Day, MA.Vet.MB, MRCVS e Vet.MFHOM; Gloria Dodd, DVM; Eric Foster, DVM; Anthony Frith, B.V.Sc; Deva Khalsa, B.V.Sc.; Michael W. Lemmon, DVM; Jeffrey Levy, DVM; John B. Limehouse, DVM; George McLeod, DVSM, MRCVS (falecido); dr. MacMichael, DVM; Myrna Milani, DVM; Yvonne Nelson, DVM; J.L. Newns, B.Vet.Med, MRCVS; Richard Pitcairn, DVM, Ph.D.; Norman C. Ralston, DVM; James Ratcliffe, BVMS e MRCVS; Anne Rice, DVM; John G.C. Saxton, B.Vet.Med, MRCVS; C. Schwartz, DVM; M. J. Statham, B.V.Sc., MRCVS; Joanne Stefanatos, DVM; Judith Swanson, DVM; Michelle Tilghman, DVM; Eileen Wheeler, MRCVS; W. Hugh Wheir, DVM; Will Winter, DVM; Ron Wolf, DVM; Neil C. Wolff, DVM.

TAMBÉM GOSTARÍAMOS DE AGRADECER ÀS PESSOAS RELACIONADAS A SEGUIR, PELAS SUAS IDÉIAS E DESCOBERTAS:
Robert M. Andrysco, Ph.D.; Maggie e Mary Asproyerakas; Fabio Biagi; Alenka Bradley; John Bryant; Kaye Cornish; mrs. Dowers; Ron Eager; John Fisher; Ruth Fisher; Barbara Block Frank; Sue Fuller; Jean Gibb; Lydia Hiby; Robyn Hood; Priscilla Hoback; Nick Jannes; Elizabeth Jonca; J. Jureit; Judy Kaufner; Sheri Kennedy; Rebekah Leonhart; Pat Lester; Beatrice Lydecker; Marika e Marianna McCausland; Robyn Michaels; Sheila Morgan; Roger Mugford, bacharel em Ciências (BSC), Ph.D.; Peter e Claire Bessant Neville; Karen Okura; Nora O'Sullivan; John Ottaviano, OMD; Penny Peltz; Zorena B. Penalba; John Ramsell; Anne S. Rice; Brenda Rice; George Santos; Penelope Smith; Bob Stevens; Violet Todd; Victor Toso; Wendy Volhard; Ann Walker; Karen Webster; A. Whidden-Winter; Jean White; dra. Marsha Woolf.

UM AGRADECIMENTO ESPECIAL A:
Vivien Williamson, da Sun Essences; Sue Smith, enfermeira veterinária; Penny Case, especialista em reabilitação de cavalos; Barbara Meyers, consultora holística de animais; Harjinder Singh, DVM; Debbie Mills; Ralph e Leslie Kaslof; o falecido Nickie Murray, ex-curador do Bach Center; Livija Carlson e Lisa Berg, da Biblioteca de Veterinária da University of Minnesota; Lea Spencer; Paul Zuziak; e ao Dr. Edward Bach Memorial Trust.

MARCAS REGISTRADAS E CESSÃO DE DIREITOS
Todos os nomes de produtos citados neste livro são marcas registradas e pertencem às suas respectivas companhias. Eles são usados aqui apenas como referência. Os autores e editores não têm nenhum tipo de associação com nenhum produto citado nem têm responsabilidade direta ou indireta pelas pessoas ou entidades citadas, com relação a qualquer tipo de dano ou prejuízo ocorrido em decorrência de equívocos, omissões ou informações contidos neste livro.

NOTA AO LEITOR

Nem os autores nem o editor deste livro garantem a eficácia medicinal e terapêutica dos remédios florais descritos a seguir, comumente chamados de Remédios Florais de Bach. Tampouco este livro pretende substituir uma consulta a um médico veterinário. O material apresentado neste trabalho representa uma coletânea de informações colhidas em entrevistas pessoais com os veterinários citados e com outros, dos Estados Unidos e do Reino Unido. As informações e os relatos apresentados neste livro são de cunho geral e não se referem necessariamente a nenhum caso em particular, servindo apenas como complemento à orientação e aos conselhos do veterinário consultado.

Os autores recomendam que os leitores consultem um veterinário para se informar a respeito da saúde de seus animais e, sempre que possível, também um terapeuta holístico. Os autores não são veterinários e não estão habilitados para responder cartas com respeito a diagnósticos, tratamentos ou opiniões de veterinários diplomados. No entanto, eles ficarão satisfeitos de receber informações adicionais acerca do uso dos Remédios Florais de Bach no tratamento de animais e de conhecer as experiências de seus leitores com relação a esses remédios.

SUMÁRIO

Introdução 11

Parte I: As Essências Florais no Tratamento de Animais 13
    Capítulo Um: O Que São Essências Florais? 15
    Capítulo Dois: Como as Essências Florais Podem Ajudar
        os Animais? 27

Parte II: Lista das Essências Florais 39
    Agrimony 41
    Aspen 44
    Beech 48
    Centaury 50
    Cerato 52
    Cherry Plum 54
    Chestnut Bud 56
    Chicory 57
    Clematis 59
    Crab Apple 60
    Elm 64
    Gentian 65
    Gorse 67
    Heather 68
    Holly 70
    Honeysuckle 71
    Hornbeam 72
    Impatiens 74
    Larch 77
    Mimulus 78
    Mustard 79

Oak	81
Olive	83
Pine	85
Red Chestnut	86
Rock Rose	87
Rock Water	88
Scleranthus	91
Star of Bethlehem	94
Sweet Chestnut	95
Vervain	96
Vine	98
Walnut	102
Water Violet	104
White Chestnut	106
Wild Oat	107
Wild Rose	108
Willow	109
Essências ou Remédios para Ocasiões de Emergência	111
Quadro Esquemático das Essências Florais	120
Parte III: Instruções para o Uso dos Florais	123
Como Escolher o Remédio ou a Combinação de Remédios Corretos	125
Administração e Dosagem	132
Referências	137
Leituras Recomendadas	141

Introdução

Christine estava muito preocupada com Amber, sua cadela labradora de 13 anos de idade, que, apesar de um pouco surda e de não enxergar muito bem, era um animal de estimação muito amado por toda a família e que até pouco tempo antes parecera estar bem de saúde e apta a aproveitar a vida. A cachorra sempre fizera suas necessidades fora de casa, mas agora parecia relutante em sair e ficava tão agitada quando os membros da família ou as visitas entravam em casa que perdia o controle da bexiga e mostrava-se envergonhada depois disso. Christine estava aflita com a possibilidade de que isso fosse uma indicação de que a saúde de Amber já não ia tão bem, mas tremia só de pensar que, se consultasse um veterinário, ele poderia recomendar que a sacrificassem por causa da idade e de seus problemas de saúde.

Christine estava diante do mesmo dilema que muitas vezes enfrentam as pessoas que amam seus animais de estimação. Como ela poderia dar à sua cadela todas as oportunidades para aproveitar a vida plenamente e, ao mesmo tempo, evitar que ela sofresse sem necessidade? Christine decidiu tentar os remédios florais e solicitou a orientação de Helen. Esta recomendou que desse a Amber uma combinação de remédios florais — Aspen para a relutância que sentia em sair de casa, Larch para aumentar a confiança em si mesma e Crab Apple para restituir sua dignidade. Também aconselhou que a própria Christine tomasse Elm, para conseguir enfrentar melhor a situação, e Cerato, para confiar mais no próprio julgamento com relação ao problema de Amber.

Quarenta e oito horas depois, Christine contou, radiante, que Amber estava bem melhor e ela própria encarava a situação com mais tranqüilidade. Amber voltara a pedir regularmente para sair e nunca mais fizera suas necessidades dentro de casa. Também parecia ter recuperado muito do seu entusiasmo pela vida. Christine estava muito mais otimista com relação às condições de Amber e certa de que ainda não era hora de pensar numa eutanásia. Muitos meses depois, Amber ainda aproveitava a vida plenamente e dava muita alegria aos donos.

Como essa história poderia ter sido diferente caso Amber não tivesse tomado os remédios florais! Na pior das hipóteses, ela teria sido sacrificada prematuramente, só para evitar inconvenientes ou mais sofrimento para a dona. Poderiam ter dado a ela vários medicamentos na tentativa de controlar sua incontinência urinária — drogas com possíveis efeitos colaterais indesejáveis. Em ambos os casos, os custos financeiros e emocionais para Christine teriam sido consideráveis.

Muitos animais não têm a mesma sorte de Amber. Aqueles que apresentam problemas, tanto físicos quanto de comportamento, para os quais não parece haver tratamento podem ser sacrificados. Todo ano, milhões de animais, muitas vezes saudáveis e em boas condições físicas, são sacrificados para não causar aos donos aborrecimentos decorrentes de incontinência urinária, indisciplina, miados ou latidos excessivos, agressividade, possessividade, mania de destruição ou outros problemas desse tipo. Assim, um problema de comportamento torna-se muitas vezes uma "doença fatal". Na verdade, a eutanásia em virtude de problemas de comportamento é a principal causa de morte entre animais jovens, e muitas pessoas a vêem como um tratamento. Os donos que não têm condições de sacrificar o animal, por razões emocionais ou financeiras, simplesmente o abandonam. O custo de uma consulta ao veterinário também faz com que muitos animais sejam abandonados ou negligenciados pelos donos. O preço em termos de sofrimento tanto para o animal quanto para as pessoas e em termos de serviços públicos é incalculável. Mas também possível de se evitar. A correção do problema de comportamento muitas vezes salva o animal da mesma forma que uma cirurgia ou outro procedimento médico, além de reduzir significativamente o sofrimento de todos os envolvidos. Essa correção não requer terapias comportamentais de custo elevado nem grandes mudanças no comportamento do dono. Em muitos casos, pode ser feito de forma simples e barata por meio dos remédios florais. O objetivo deste livro é dar a você informações essenciais a respeito do uso dos florais no tratamento de animais.

PARTE I

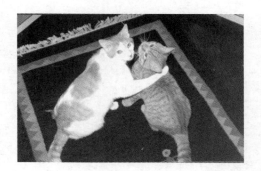

As Essências Florais no Tratamento de Animais

Capítulo Um

O Que São Essências Florais?

Pequenina flor — se ao menos eu conseguisse entender quem você é,
Raízes e tudo, no conjunto
Eu saberia quem é Deus e quem é o Homem.

Tennyson (*Flower in the Crannied Wall*, 1869)

Desde os primórdios, árvores, arbustos e ervas florescentes são usados no mundo todo com propósitos medicinais. Todas as partes das plantas são usadas. O ginseng, uma substância derivada das raízes aromáticas da *Panax schinseng* ou da *Panax quinquefolius*, há muito é usado na medicina chinesa e hoje seu uso se difundiu pelo mundo ocidental. A quinina, derivada da casca da quina, é usada como tônico, para aliviar a febre e a dor e também no tratamento contra malária. A aspirina, muito usada para aliviar a dor, a febre e os resfriados, além de reduzir inflamações, é derivada dos pedúnculos da *Spiraea ulmaria*. A cocaína, uma droga narcotizante largamente usada na medicina como anestésico tópico, é derivada das folhas da coca. Dois dos mais poderosos agentes analgésicos, a morfina e a codeína, são alcalóides extraídos das sementes verdes da papoula, a *Papaver somniferum*. O estimulante cardíaco digitalina é preparado com as folhas ou com as sementes desidratadas da dedaleira. A semente do linho, chamada linhaça, e a semente da mostarda têm sido há muito tempo usadas como cataplasmas, e óleos derivados de várias partes das plantas têm uma infinidade de usos medicinais. No entanto, ao longo da História, as flores, a coroação gloriosa das plantas, têm sido consideradas a corporificação da natureza fundamental, ou do caráter essencial, da planta, além de serem detentoras de poderes de cura especiais.

Os termos do inglês *health* (saúde) e *healing* (cura) originam-se de palavras que significam "inteiro" e que estão estreitamente relacionadas à palavra *holy* (sagrado). Etimologicamente, portanto, ser saudável é ser inteiro ou sagrado e isso reflete a crença tradicional de que, para ser saudável, é necessário estar sintonizado e harmonizado tanto com a realidade física quanto com a espiritual. O lótus-branco (*Nymphaea lotus*), considerado sagrado pelos antigos egípcios, e uma planta com a qual ele tem parentesco, o *Nelumbo nucifera* (o lótus sagrado da Índia, da China e do Tibete), representam esse estado de perfeição ou de santidade. Para os tibetanos, a flor do lótus não é simplesmente um símbolo da perfeição, mas um meio de atingi-la. De acordo com esse povo, existe uma ligação direta entre a natureza essencial das plantas e a nossa própria natureza essencial, ou alma, e por isso, num nível inconsciente, podemos fazer contato com nossa essência por meio das essências das plantas e, assim, restaurar dentro de nós a harmonia. As flores, portanto, têm uma função de cura vital.

Princípios da Cura com Essências Florais

A idéia que sustenta essa teoria é a seguinte: a essência de qualquer fenômeno é seu caráter vibracional; entre o caráter vibracional de certos fenômenos e os aspectos da natureza humana, existe uma ressonância que pode ser usada para restaurar a harmonia do ser humano. O princípio da ressonância, segundo o qual as energias que vibram numa certa freqüência e amplitude refletem energias semelhantes presentes no ambiente, forma a base das abordagens de cura mais tradicionais do mundo todo. Porém, suas implicações para a cura não são comumente aceitas pelo mundo ocidental contemporâneo, a despeito das descobertas dos médicos deste século, segundo os quais todos os fenômenos, incluindo o corpo físico, são compostos de nada mais do que energia em constante transformação (Graham, 1999). Com essa perspectiva, fica mais fácil entender como o caráter vibracional das plantas, ou das essências florais, pode ser usado com propósitos de cura.

As Essências Florais no Tratamento de Animais

Samuel Hahnemann e a Homeopatia

Samuel Hahnemann (1755—1843), o médico alemão que criou a homeopatia, compreendeu esse fato mais de um século antes de ele ser aceito cientificamente. Ele achava que existem certos padrões vibracionais básicos de doença, ou miasmas, que se originam no campo energético que cerca os organismos e influenciam todas as suas energias, estabelecendo padrões de doença na vida e no corpo do organismo. O miasma pode ser herdado geneticamente ou adquirido por meio da ressonância. No primeiro caso, ele faz parte do código genético e, no segundo, é adquirido por meio de ataques de bactérias ou vírus, da poluição tóxica ou das influências ambientais. Em ambos os casos, pode ficar em estado latente por muitos anos e vir à tona em tempos de *stress* ou de fraqueza. O organismo então reage à doença ou ao desequilíbrio de suas energias, procurando restabelecer esse equilíbrio. Ao fazer isso, ele produz os sintomas e sinais que o paciente sente e as outras pessoas observam. O homeopata, diferentemente do médico alopata, não considera os sintomas uma doença *per se*, mas uma reação do corpo ao estado original de desequilíbrio. Os sintomas são uma indicação da extensão do desequilíbrio e do quanto o organismo foi afetado por ele. Sendo assim, eles podem ser usados para determinar os tratamentos apropriados para restaurar o equilíbrio e, por conseguinte, a saúde.

Os tratamentos homeopáticos desenvolvidos por Hahnemann restituem o equilíbrio dos campos energéticos sutis do corpo relacionando as desarmonias do corpo com remédios naturais de características vibracionais diferentes, e restabelecendo assim a harmonia ou a saúde do seu padrão energético. Esses remédios, derivados principalmente de plantas, animais e minerais, usam o princípio da ressonância, submetendo o organismo a uma perturbação periódica na mesma freqüência que a do corpo. Quando isso acontece, o corpo apresenta uma oscilação ou vibração mais acentuada. Implícito no sistema de Hahnemann está o entendimento de que os desequilíbrios ocorridos no corpo são sintomas de desequilíbrios energéticos que ocorrem nos níveis mais sutis e que esses desequilíbrios manifestam-se primeiramente no âmbito psicológico ou emocional — que estão num nível vibracional superior ao do corpo físico ou material. Esses desequilíbrios energéticos, quando sanados nesse nível, deixam de se manifestar como sintomas no nível físico.

A Homeopatia e as Essências Florais

Os sistemas de cura com essências florais usam princípios semelhantes ao da homeopatia. Wright (1988, p. 3) descreve as essências florais como "soluções líquidas infundidas de padrões, feitas com as flores de determinadas plantas que contêm uma marca específica que responde — equilibrando, reparando e reconstruindo — aos desequilíbrios dos seres humanos nos níveis físico, emocional, mental e espiritual ou universal". Essa "marca" é o caráter vibracional da flor, como explica Leonardi (citado por Morrison, 1995, p. 85):

> Sabe-se que tudo no universo emite uma vibração. O que faz alguma coisa ser vermelha são as vibrações que ela emite. Do ponto de vista científico, você diria que o vermelho é a vibração desse objeto. As flores também têm uma certa freqüência. Se você processa a flor numa essência e ingere essa essência, seu corpo começa a vibrar nessa freqüência. Ela começa então a promover a sincronização das células e dos tecidos do seu corpo, fazendo com que vibrem nesse nível.

Leonardi equipara essa sincronização ao modo como funciona um diapasão. Se você toca um diapasão, pode fazer com que outro que esteja próximo comece a vibrar na mesma freqüência.

Kaminski e Katz (1992) comparam os efeitos das essências florais à experiência de ouvir uma música particularmente tocante. Eles afirmam que as vibrações sonoras podem evocar emoções que afetam indiretamente processos fisiológicos como a respiração, a pulsação e outros estados físicos. A psiconeuroimunologia ou PNI, uma moderna ciência interdisciplinar (ver Graham, 1999), confirmou a relação entre os estados físicos e emocionais. Existem agora provas abundantes de que as emoções produzem mudanças em vários hormônios que desencadeiam reações bioquímicas. Estas, por sua vez, provocam mudanças na função

As Essências Florais no Tratamento de Animais

nervosa, na digestão, na respiração, na circulação e no sistema imunológico (Pelletier & Herzing, 1989). No entanto, o papel das essências florais nos processos estudados pela PNI ainda não foi demonstrado cientificamente. Como indica Morrison (1995), é preciso que primeiro seja comprovado que as flores carregam vibrações que desencadeiam mudanças na energia do corpo humano, para depois comprovar que essas mudanças energéticas estão relacionadas às emoções.

A INFLUÊNCIA DE EDWARD BACH

Não obstante, são muitos os sistemas de cura com essências florais que se difundiram pelo mundo todo. Vários deles baseiam-se em tradições de cura que existem há muito tempo. O primeiro sistema terapêutico moderno baseado em essências florais foi desenvolvido pelo destacado médico britânico Edward Bach (1886—1936). As primeiras breves explicações (1931, 1936) que ele deu acerca do desenvolvimento das essências florais como um sistema de tratamento deixam claro que Bach foi bastante influenciado por Hahnemann.

> A doença nunca é curada ou erradicada por meio dos métodos materialistas existentes, pela simples razão de que a doença não é material em sua origem. O que conhecemos como doença é um resultado último produzido no corpo, o produto final de forças atuando longa e profundamente e, mesmo que o tratamento material isolado seja aparentemente bem-sucedido, isso não passará de um alívio temporário caso a causa real não seja eliminada. (1931, p. 6)

Para Bach, a causa "real" da doença é uma distorção no comprimento de onda, no campo energético do corpo, que fica mais lento, exercendo um efeito que resulta em estados mentais negativos como preocupação, ansiedade e impaciência. Esses estados negativos exaurem de tal forma a vitalidade da pessoa que o corpo perde sua resistência natural e fica vulnerável a infecções e doenças. Assim como Hahnemann, portanto, Bach acreditava que o paciente é que deveria ser tratado em vez da doença, assim como a causa, em vez dos efeitos.

A influência que Hahnemann exerceu sobre Bach não surpreende, pois, em 1919, Bach tornou-se bacteriologista e patologista do London Homoeopathic Hospital, onde desenvolveu várias vacinas orais contra bactérias, os nosódios, que ainda são muito usados na prática homeopática. A experiência clínica de Bach confirmou sua crença de que a doença é "a consolidação da atitude mental" e que a atitude mental deve servir como guia para o tratamento, pois a mente mostra o início e a causa da doença de modo mais definitivo e rápido do que o corpo. Em 1930, aos 43 anos, Bach desistiu da sua clínica na Harley Street para pesquisar um método de tratamento ainda mais natural do que a homeopatia, em que "nada fosse destruído ou alterado".

A pesquisa de Bach levou-o a concluir que os estados mentais positivos e saudáveis poderiam ser restituídos pelas energias encontradas em plantas, árvores e arbustos florescentes e em determinados tipos de água. Inicialmente, ele descobriu doze ervas terapêuticas, cada qual com uma afinidade natural com certas características mentais. Segundo ele, essas ervas apresentavam o mesmo caráter vibracional que a característica com que se relacionavam, mas sem distorção e no ritmo normal, e poderiam ser usadas para restabelecer sua vibração harmoniosa por meio do princípio da ressonância. Assim, agindo em níveis energéticos sutis, essas ervas terapêuticas podiam servir como catalisadores para a reintegração e a cura. Bach continuou sua pesquisa até identificar 38 remédios, que, na opinião dele, poderiam ser usados para tratar todos os estados mentais negativos conhecidos que afligiam a humanidade. Esses remédios constituíam, aos seus olhos, um sistema de tratamento completo, que dispensava "complementação ou alteração".

Como Preparar as Essências Florais

Bach colheu e preparou a maior parte das flores usadas nos remédios diretamente em seu hábitat, em várias regiões diferentes da zona rural inglesa. As únicas exceções foram o Cerato, uma erva cultivada nativa do Tibete, e as plantas Olive e Vine, que crescem nas regiões de clima mais quente do Mediterrâneo e que seus amigos lhe enviavam. Bach

As Essências Florais no Tratamento de Animais

preparava esses remédios de duas formas diferentes: pelo método solar e pelo método da fervura. O primeiro ele usou para flores que desabrocham no fim da primavera e no verão, quando o sol é mais quente, e o segundo método para flores de árvores, arbustos e plantas que florescem antes dessa época, quando ainda não há muita luz solar. No método solar, as flores eram colhidas por volta das nove da manhã, colocadas num recipiente de vidro limpo e transparente, cheio de água mineral limpa, e deixadas à luz do sol por três horas. A água vitalizada era então colocada em frascos cheios até a metade com conhaque, depois lacrados e rotulados. Essa "tintura-mãe", que duraria muitos anos, era então usada para preparar frascos menores, chamados "frascos de estoque", que continham conhaque e apenas duas gotas da tintura original.

No método da fervura, as flores eram colhidas no suave sol da manhã, por volta das nove horas, e fervidas em água mineral antes de receberem o mesmo tratamento (mais detalhes sobre a preparação das essências florais podem ser encontrados em Barnard e Barnard, 1996).

A Visão de Bach Acerca do Uso das Essências Florais no Tratamento Terapêutico

Bach testou pessoalmente cada um dos remédios e suas descobertas foram depois verificadas por seu colega e amigo o dr. F. J. Wheeler, que as testava em seus pacientes. Bach também curou muitos dos seus pacientes com os remédios florais e, como sempre fora sua intenção fazer com que o sistema fosse usado tanto por leigos quanto por médicos, ele o descreveu em muitos livretos (1931, 1933, 1934, 1936). Bach continuou esse trabalho até sua morte, em 1936, depois do que muitos profissionais lhe deram continuidade. Os primeiros foram Mary Tabor, Victor Bullen e Nora Weeks, seguidos por John Ramsell e sua irmã Nickie Murray. John Ramsell, embora já aposentado, continua esse trabalho até hoje, assistindo a sua filha, Judy Howard. Os Remédios Florais de Bach são hoje conhecidos e usados no mundo todo no tratamento de pessoas, mas Bach insistia em dizer que esses remédios também podiam ser usados para tratar plantas e animais. Um dos primeiros relatos do uso desses remédios no tratamento de animais foi feito por Nora Weeks, em 1939. Como ela explicou posteriormente, "Os animais sofrem de estados emocionais negativos da mesma forma que os seres humanos e desse modo indicam seus estados de saúde... Os remédios ajudam o homem e os animais da mesma forma" (1942). Eles são agora muito usados com esse propósito.

OS ÚLTIMOS AVANÇOS NA PREPARAÇÃO E NO USO DAS ESSÊNCIAS FLORAIS

Embora Bach acreditasse que seu sistema estivesse completo, foram desenvolvidos, nos últimos anos, outros sistemas considerados mais amplos. Durante a década de 1970, Richard Katz e Patricia Kaminski desenvolveram e produziram as Essências Florais da Califórnia e agora dirigem a Flower Essence Society (FES). A FES comercializa 38 essências autênticas, chamadas Healing Herbs English Flower Essences. Essas essências são feitas da maneira tradicional, de acordo com as instruções de Bach. Seu repertório também inclui 72 essências florais consideradas suficientemente bem descritas e entendidas para serem prescritas com tanta segurança quanto os Remédios de Bach, e mais 24 essências com propriedades de cura demonstráveis, porém, sem descrições tão pormenorizadas e ainda em estágio de desenvolvimento. Assim, o *Flower Essence Repertory* (Kaminski & Katz, 1994) é hoje o guia mais abrangente que há no mercado sobre as essências florais norte-americanas e inglesas. A FES também está pesquisando atualmente mais de 200 essências.

No começo da década de 1980, 112 essências florais foram descritas em *Flower Essences and Vibrational Healing* (Gurudas, 1983). O autor reconhece a importante e inspiradora contribuição que fez Bach ao desenvolver seus remédios florais, mas põe em dúvida a afirmação de seu criador de que seu sistema seja único e completo. Também argumenta que Bach simplesmente redescobriu em tempos modernos uma sabedoria antiga que trata dos usos de essências florais para a cura e que, se tivesse vivido mais tempo, o próprio Bach teria descoberto outros remédios flo-

As Essências Florais no Tratamento de Animais

rais. Essa obra proporciona informações detalhadas acerca da preparação, da estocagem, da conservação, da ampliação e dos usos de cada essência, além de discutir longamente sobre como elas de fato funcionam, sua relação com os remédios homeopáticos e outros, além de dar mais informações do que qualquer outra fonte sobre o uso das essências florais no tratamento de animais. As essências florais preparadas de acordo com os princípios detalhados nesse livro são distribuídas pela Pegasus Products (EUA). Stein (1993), no entanto, observa que esses remédios muitas vezes são meras duplicatas, têm usos muito específicos para serem considerados universais ou são esotéricos demais para serem usados no tratamento de animais. Ela cita como exemplo a Blue Flag Essence, que é recomendada para uso em "animais de estimação cujos donos são pessoas criativas que tomam essa mesma essência para atenuar a frustração".

Nos anos oitenta também surgiram as Essências Florais Australianas, desenvolvidas por Ian White, que as criou com base nos conhecimentos tradicionais dos aborígines australianos e no uso que eles fazem de essências florais. White descreve em detalhes 50 remédios florais em seu livro *Australian Bush Flower Essences* (1993). Como os remédios desenvolvidos por Bach, estes são baseados quase inteiramente nas características emocionais e podem ser usados no tratamento de animais.

As Essências Florais do Alaska foram desenvolvidas por Steve Johnson também durante os anos de 1980. Mansfield afirma que essas essências são bastante "etéricas", pois focalizam principalmente fatores espirituais e mentais. As instruções sobre o uso oferecidas para ajudar as pessoas a escolher seu próprio remédio — como, por exemplo, "ver através do véu da ilusão", "expandir a percepção" e "saudar a Terra" — sem dúvida tornam questionável a utilização dessas essências no tratamento de animais.

As Essências Florais Perelandra, de Machaelle Small Wright, foram desenvolvidas mais recentemente e são apropriadas para uso em seres humanos e animais. Stein (1993), que contou tê-las usado muitas vezes em animais, recomenda-as com veemência. No entanto, assim como acontece com as essências da Califórnia, cujo caráter e objetivos assemelham-se aos das Perelandra, a escolha do remédio apropriado é feita por meio da cinesiologia aplicada ou de testes musculares, de um pêndulo ou de outras formas de adivinhação e de diagnóstico intuitivo. Esses métodos de prescrição são muito diferentes da observação atenta defendida por Bach e, embora tenham sido usados por muito tempo em várias formas de medicina veterinária e humana, muitas pessoas cujos animais poderiam se beneficiar do tratamento com essências florais podem não apreciar esses métodos nem ter confiança neles.

Há vinte anos, têm sido desenvolvidas na Grã-Bretanha as Essências Florais Bailey. Esse sistema compreende 36 essências, produzidas de acordo com o método de preparação "solar" de Bach. Como servem para tratar o *stress* e atitudes mentais pouco saudáveis, seus criadores afirmam que elas têm uma relação direta com os remédios de Bach, desenvolvidos para estados mentais e emocionais. Apesar de muitas das descrições apresentadas no repertório das Essências Florais Bailey coincidirem com as dos Remédios Florais de Bach, essas essências são bem diferentes e, embora a princípio possa parecer que sejam apropriadas para uso em animais, não há indicações referentes a animais e nenhum livro que documente o uso dessas essências no tratamento de animais.

Durante a década de 1990, Doreen Paige acrescentou os Remédios Celestiais ao seu catálogo internacionalmente conhecido de produtos naturais para animais. Esses oito remédios, formulados por David Lovell, combinam essências florais com elixires de pedras preciosas e afastam-se ainda mais do sistema de Bach, no qual foram baseados.

Existem outros sistemas de tratamento com essências florais que são bem parecidos com o desenvolvido por Bach. Entre eles estão os Remédios Florais Tradicionais, fabricados pela Ellon e produzidos e distribuídos nos Estados Unidos por Ralph e Leslie Kaslof, que introduziram os preparados florais do dr. Bach no mercado norte-americano e foram seu distribuidor exclusivo nesse país de 1979 a 1993. A partir de 1993, a Ellon USA, agora Global Health Alternatives, passou a manufaturar homeopaticamente — sob a marca Ellon Traditional Flower Remedies

— sua linha genérica completa dos preparados florais descobertos por Edward Bach. Essas essências são feitas a partir das mesmas espécies de plantas, árvores e arbustos florescentes usadas nos remédios originais.

Na Grã-Bretanha, Julian Barnard, que por algum tempo esteve estreitamente ligado ao Bach Centre, e sua mulher, Martine, também mantiveram a tradição estabelecida por Bach, preparando os mesmos remédios que Bach desenvolveu, de acordo com suas orientações originais e sob a marca Healing Herbs. No entanto, ao contrário do Bach Centre, segundo o qual muitas flores usadas em suas essências são colhidas nos mesmos locais em que Bach as colheu ao desenvolver seu sistema, as essências da Healing Herbs são preparadas no hábitat natural das plantas, assim como faz a Global Health Alternatives. Essas duas marcas, portanto, não são filiadas ao Bach Centre, pois seus atuais depositários recusam-se a reconhecer qualquer remédio preparado na tradição de Edward Bach que não seja produzido pelo próprio Bach Centre. Como esclarece Mansfield (1995, p. 16):

> *O Bach Centre tem, naturalmente, feito grande esforço para preservar a integridade e a originalidade do trabalho do dr. Bach e também para promovê-lo ao redor do mundo. Isso fez com que a escala de produção e a extensão das transações financeiras envolvidas crescessem a tal ponto que o próprio dr. Bach ficaria surpreso. Naturalmente que, para levar adiante um negócio dessas proporções, foram necessárias algumas ações legais para defender a marca e os direitos autorais e também várias tentativas para controlar a produção desses remédios e as informações a respeito deles. O Bach Centre pertence atualmente à empresa farmacêutica de Nelson e não há dúvida de que esse apoio adicional fará com que ele cresça e se desenvolva ainda mais, sem com isso afetar a qualidade dos remédios... Essa é uma questão controvertida: os "puristas" concordarão, pautando-se na carta de declaração do médico, que nada mais foi necessário no sistema de Bach, enquanto aqueles que estão descobrindo novos remédios dirão que o fato de esses remédios terem sido descobertos mostra as necessidades dos nossos tempos.*

Remédios Florais de Bach para Animais

Independentemente de qualquer um desses pontos de vista, os Remédios Florais de Bach são certamente o sistema de cura com essências florais mais conhecido e difundido em todo o mundo, além de ser o mais usado no tratamento de animais. Por essa razão, eles formam a base da Lista das Essências Florais, apresentada na Parte II deste livro.

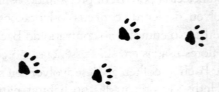

Capítulo Dois

Como as Essências Florais Podem Ajudar os Animais?

Eles são tão mais diretos e honestos! Não têm nenhum tipo de pretensão. Vivem a vida deles de um jeito especial — conhecem as regras e os regulamentos. Vivem de acordo com a sua natureza, não fingem ser Deus. Não fingem que são inteligentes, não inventam coisas como gás asfixiante; e, acima de tudo, não dão festas.

(Gerald Durrell, naturalista, conservacionista e escritor, sobre a razão por que ele prefere os animais aos seres humanos. The Ark's Anniversary, 1991).

O princípio subjacente ao uso das essências florais no tratamento de saúde é o de que os estados mentais são a causa primária da doença e do mal-estar. Sendo assim, a personalidade e o temperamento são os principais guias para se usá-las corretamente. Para algumas pessoas, isso põe em questão se elas seriam ou não adequadas para o uso em animais. Em *Descent of Man*, publicado em 1871, Charles Darwin insistiu em dizer que "as sensações, as emoções e faculdades variadas como o amor, a memória, a atenção, a curiosidade, a imitação, a razão, etc., dos quais o homem se gaba, podem ser encontradas nos animais inferiores, de forma incipiente ou às vezes até mesmo numa condição bem desenvolvida". Ele enfatizou que os animais superiores e o homem compartilham as mesmas emoções básicas e deu exemplos para mostrar que alguns mamíferos são dotados de emoções mais complexas tal como a vergonha, a contrariedade ao ser alvo de risadas, o desejo de vingança e até o senso de humor. Sua visão, porém, não estava de acordo com o pensamento científico da época e ele ficou em descompasso com a opinião científica corrente.

INTELIGÊNCIA E EMOÇÕES NOS ANIMAIS

Stanley Coren, professor de psicologia da University of British Columbia, especialista em inteligência canina e treinador premiado de animais, assinalou (1994) o fato de que até muito recentemente havia uma forte crença na comunidade científica de que os animais não fossem criaturas pensantes e dotadas de consciência, com percepção de si mesmas e sentimentos emocionais, mas um amontoado de reflexos, reações automáticas e programação genética, assim como máquinas biológicas. Essa visão originou-se com o filósofo francês do século XVII René Descartes, que defendia a idéia de que os animais não tinham nenhum tipo de mente análoga à mente humana, mas que eram meras máquinas animadas.

Os povos pré-científicos, assim como os primeiros cientistas, não viam nenhum problema em atribuir inteligência e emoções aos animais. A maior parte do pensamento científico da Antigüidade concordava com o filósofo grego Aristóteles quando este dizia que existiam muitas qualidades vitais diferentes. As mais básicas eram a capacidade de absorver alimentos, de se mover no ambiente e de se reproduzir. Entre as capacidades superiores, estavam a percepção do mundo por meio dos órgãos dos sentidos, a capacidade de ter emoções e motivações, a capacidade intelectual de aprender, a razão e a análise — todas as qualidades daquilo a que demos o termo genérico de *mente*. Aristóteles acreditava que toda criatura tinha essas qualidades em maior ou menor proporção e que os animais e os seres humanos diferiam apenas na proporção em que tinham certas qualidades mentais. Ambos têm emoções, mas as emoções humanas são mais complexas; ambos aprendem, lembram-se, resolvem problemas e se beneficiam de experiências, mas os seres humanos demostram superioridade em todos esses aspectos.

A visão de Aristóteles de que os seres humanos e os animais diferem apenas quantitativamente, no grau em que expressam suas capacidades mentais, e não qualitativamente, na natureza desses processos mentais, foi estabelecida como uma doutrina formal da Igreja no século XIII, por Santo Tomás de Aquino.

No entanto, isso acabou trazendo complicações. Para alguns eruditos da Igreja Cristã, aceitar que os animais tinham qualidades que até então haviam sido consideradas aspectos da alma era o mesmo que aceitar que eles fossem candidatos à vida depois da morte, inclusive ao céu. "Um céu ocupado por uma coleção de almas dessa ordem lotaria até transbordar, e uma vida pós-morte como essa não corresponderia à promessa de uma existência bem-aventurada, que mantinha as congregações no caminho estreito e reto da virtude, durante seus anos na Terra." (Coren, 1994, p. 5-60) A idéia de que os animais tinham alma também acarretou toda uma série de problemas éticos: os animais poderiam ser mortos para servir como alimento? Poderíamos negar a eles a liberdade, obrigando-os a nos servir? Eles poderiam ter acesso à igreja e direito ao batismo? Os filósofos da época renderam-se ao poder da Igreja, que controlava a maioria das pesquisas e bolsas de estudo e, por serem incapazes de reconhecer a possibilidade de que os animais tivessem alma, negaram-lhes também, para demonstrar coerência, todos os outros aspectos da mente. Dessa maneira, "a fim de evitar uma crise populacional no céu e um problema filosófico na Terra" (Coren, p. 60), os filósofos tiveram de rejeitar a possibilidade de que os animais tinham inteligência, emoções, consciência e todos os outros aspectos da mente.

Descartes adotou essa posição com plena convicção. Ele argumentou que os animais são simples máquinas e que o grito que soltam quando são feridos não indica dor, mas equivale ao som metálico das molas ou do carrilhão que ouvimos quando derrubamos um relógio ou um brinquedo mecânico. As conseqüências para os animais da negação de seus sentimentos e emoções transcenderam o âmbito científico e intelectual. Isso passou a ser usado para justificar a crueldade maciça e hedionda contra os animais e a crença de que a preocupação moral com relação a isso não vinha a propósito, uma vez que a dor e o sofrimento desses seres não seriam reais. Por volta de 350 anos depois de Descartes, muitas pessoas ainda concordam com essas idéias, inclusive alguns psicólogos e fisiologistas, e elas ainda estão presentes na literatura científica e filosófica, embora agora sejam cada vez menos freqüentes.

Como Coren destacou, no entanto, "É interessante notar que os cientistas e filósofos que acatam essas idéias geralmente agem e pensam de forma um tanto diferente em sua vida particular" (p. 65). Na verdade, essas idéias extremas são muito mais difíceis de sustentar na vida privada, especialmente se a pessoa vive com um animal de estimação. O próprio Descartes era dono de um cachorrinho muito mimado e preocupava-se com a saúde dele, com o que gostava e desgostava, muitas vezes imaginando o que ia pela cabeça do animal. "Será que alguém conversaria com uma máquina, como um relógio de pulso, e se preocuparia com sua saúde e preferências?", pergunta Coren (p. 65).

Poucas pessoas que vivem ou trabalham com animais duvidam que eles demonstrem mau humor e emoções, expressados de forma clara e muitas vezes bem semelhante à dos seres humanos. Tanto era essa a visão de Charles Darwin que ele chamou a atenção para essa semelhança em *The Expression of the Emotions in Man and Animals* (1989). Nessa obra, ele trata da expressão de todo um leque de estados emocionais — alegria, afeição, dor, raiva, medo, terror, tristeza, riso, amor, devoção, atenção e curiosidade, incluindo emoções ou sentimentos complexos como ciúmes, enfado, repugnância, assombro, admiração e vergonha. O próprio cão de Darwin, Bob, proporcionava exemplos excelentes de muitas dessas emoções. Além dos cães e de seus parentes selvagens, Darwin deu especial atenção às expressões emocionais dos gatos, cavalos, macacos e chimpanzés, mas também incluiu as dos bois e vacas, ovelhas, cervos, elefantes, coelhos, porcos-espinhos, hienas, porcos-do-mato, cangurus e alguns poucos pássaros, répteis e anfíbios. O escritor contemporâneo e veterinário Richard Pitcairn (1983) reitera as afirmações de Darwin: "É uma verdade inegável o fato de que os animais têm estados emocionais e sentimentos. Quem convive com eles pode ver isso facilmente, embora não seja algo de que as pessoas precisem estar intelectualmente convencidas. Não existe dúvida na minha mente de que os animais apresentam o mesmo leque de emoções que as pessoas: amor, medo, raiva, tristeza, alegria, e assim por diante".

As Essências Florais no Tratamento de Animais

Personalidade e Temperamento nos Animais

Do mesmo jeito, poucas pessoas que vivem e trabalham com animais duvidam que eles tenham uma personalidade e um temperamento definidos e extremamente nítidos, e que dois animais, mesmo sendo parentes próximos, nunca serão exatamente iguais, assim como acontece com os seres humanos. Entretanto, como Coren indica, o termo *personalidade*, quando relacionado a animais, tende a ser evitado pelos cientistas e criadores por ser considerado mentalista demais e implicar características semelhantes às humanas. Em vez disso, eles usam o termo *temperamento*, considerado mais objetivo e neutro. Esse termo foi usado por Clarence Pfaffenberger (1963), uma das figuras mais importantes no desenvolvimento de programas de seleção e treinamento para cães-guia de cegos. Ele foi um dos primeiros a afirmar que considerações acerca da personalidade de um cão são vitais para certas funções de obediência e trabalho. Descobriu que, para ser um bom cão-guia, o animal tem de ter não só inteligência, mas também um conjunto de características de personalidade. Enquanto alguns traços de personalidade permitem que os cães apliquem toda a sua inteligência adaptativa de forma a se tornar excelentes cães de serviço e obediência, outros impedem que eles atinjam níveis úteis de serviço. Segundo Coren, os instrutores que ensinam cães a serem obedientes sabem muito bem que características são essas. A lista inclui:

> *(1) não estar interessado em aprender certas coisas, (2) entediar-se muito facilmente, (3) ser muito independente, (4) ter coisas mais importantes na cabeça, (5) não aturar outros cães (ou pessoas, barulho, luz do sol, muros ou coisas do tipo), (6) distrair-se com facilidade, (7) ter sido criado para ser caçador (pastor, cão de guarda ou de companhia) e não um cão de obediência, (8) ser tímido demais (ou dominador, briguento, pacato, brincalhão, melancólico, agitado, preguiçoso demais ou precise da companhia de outros cães ou de pessoas, etc.), (9) ser um líder e não um seguidor... as razões são infindáveis, e o que todas indicam é que os cães não são criaturas desprovidas de inteligência; eles têm certos traços de personalidade que interferem na sua capacidade de aprender (1994, p. 189).*

Pfaffenberger, portanto, começou a criar e selecionar cães de acordo com sua personalidade e inteligência. Conseguiu assim aumentar de 9% para 90% a porcentagem de cachorros que concluíam com sucesso o treinamento para cão-guia.

Muitos dos fatores associados à personalidade são determinados geneticamente, e as pessoas podem criá-los com base nessas características, assim como fazem com relação a outras. São traços constitucionais. Por meio de registros cuidadosos, Pfaffenberger conseguiu mostrar que muitas características de personalidade, incluindo a disposição para trabalhar para seres humanos, são traços constitucionais. Depois de seu trabalho inicial, outros se interessaram em investigar a personalidade dos cães, especialmente traços de caráter especiais que faziam deles bons cães para servir na polícia, ajudar pessoas doentes, visitar hospitais, e assim por diante. Jack e Wendy Volhard (Fisher & Volhard, 1985) desenvolveram um método para descrever a personalidade que tornou possível selecionar cães que se afinassem com o estilo de vida e com as necessidades dos futuros donos. Esse método é hoje cada vez mais conhecido e usado.

A Atribuição de Características Humanas aos Animais

Os traços de personalidade podem ser mensurados de forma razoavelmente objetiva e confiável. O problema, no entanto, é que, no dia-a-dia, as pessoas não são nem objetivas nem confiáveis em suas observações e julgamentos relativos aos animais. Elas tendem a projetar neles suas características pessoais, seus sentimentos, pensamentos e estados de espírito. Isso invariavelmente obscurece a natureza verdadeira do comportamento animal, trazendo algumas vezes conseqüências drásticas. Por exemplo, a sra. Gordon, uma mulher idosa, disse que Eddie, um dos carneiros de estimação da filha, "não a respeitava", pois dava-lhe cabeçadas cada vez que ela se curvava para pegar os ovos num galinheiro que ficava em seu cercado. A senhora já caíra no chão várias vezes e, em algumas dessas ocasiões, chegara a se machucar. Ela estava ressentida com o carneiro por se comportar dessa maneira e cismava que a filha tinha de "se livrar" da ameaça que o animal representava. Como se tratasse de um macho castrado, isso provavelmente significava que Eddie iria para o matadouro.

Se a sra. Gordon tivesse observado o comportamento do carneiro com um pouco mais de atenção, talvez o tivesse interpretado de modo diferente. Ele fora rejeitado pela mãe ao nascer e fora alimentado com mamadeiras e depois em baldes. Como todo carneiro criado pelo homem, ele aprendera a associar seres humanos com comida e corria logo que avistava alguém entrando no cercado, especialmente se essa pessoa estivesse carregando um balde ou outro recipiente, assim como a sra. Gordon freqüentemente fazia quando ia pegar os ovos. Qualquer pessoa que observe cordeirinhos mamando verá que eles cutucam com a cabeça as tetas da mãe ou as mamadeiras com bastante força para que o leite saia. Cordeiros alimentados à base de mamadeira também aprendem rápido que essa tática funciona também com baldes e que, se cutucá-los, seu conteúdo muitas vezes se esparrama pelo chão. Eddie, portanto, reagia assim com todo ser humano que encontrava, não só com a sra. Gordon. Mas por ela ser mais frágil do que os outros membros da família, era quem mais perdia o equilíbrio com as cabeçadas do animal. No final das contas, ele não tinha nada contra a sra. Gordon, apenas a cutucava! A falta de respeito era coisa da cabeça dela. Felizmente para Eddie, a filha da sra. Gordon percebeu isso a tempo, impedindo que Eddie fosse despachado para o matadouro. Em vez disso, a sra. Gordon foi "proibida" de pegar ovos no cercado de Eddie.

Projetar atributos humanos nos animais às vezes pode ser divertido, mas, quando fazemos isso, deixamos de vê-los como realmente são. Em vez de ver um carneiro como um carneiro ou um cavalo como um cavalo, nós os vemos como seres humanos com formas diferentes da nossa. O comportamento dos gatos, dos cães e de outros animais que vivem dentro de casa é ainda mais distorcido por essa projeção. O psicólogo especializado em animais, Robert Andrysko (1989), afirma que "a coisa mais difícil que existe é convencer o dono de um cachorro a tratá-lo como um cachorro". Pesquisas têm mostrado, inclusive, que as pessoas que têm cachorros têm mais propensão a ver seus animais de estimação como pessoas do que as que têm gatos (Voith, 1982, p. 140).

Às vezes, o comportamento dos animais lembra o dos seres humanos porque é dessa forma que eles fazem com que suas preferências e necessidades sejam entendidas, mas isso não quer dizer que os animais não se contentem em ser o que são. O problema é que nós não nos contentamos em deixá-los ser o que são e, independentemente das nossas boas intenções, essas distorções podem causar problemas, e freqüentemente causam, pois elas obscurecem a verdadeira natureza dos animais e de suas necessidades.

O Vínculo entre Seres Humanos e Animais

A principal função da maioria dos animais de estimação é, sem dúvida, satisfazer as necessidade humanas, e há evidências de que eles satisfazem muitas necessidades físicas e psicológicas com grande eficácia. Ter animais de estimação reduz a ansiedade e a tensão (Muschel 1984) e normaliza a pressão sangüínea e a freqüência cardíaca (Baun et al., 1983; Friedman et al.; 1983; Grossberg & Alf 1984; Jenkins, 1984; Katcher, 1981). A companhia dos animais faz com que nos sintamos mais seguros e amados, aumenta nossa alegria e vontade de brincar, permite que expressemos afeição, aumenta nossas interações sociais com outras pessoas e nosso nível de exercício. Os benefícios terapêuticos da companhia dos animais são amplamente reconhecidos e estão sendo usados numa grande variedade de contextos institucionais. (Scarlett, 1987; Whyte, 1989)

Não há dúvida de que as pessoas usam seus animais de estimação para satisfazer necessidades que elas não conseguiram satisfazer de formas mais apropriadas. Pelletier e Herzing (1989) observam que, na cultura ocidental, os laços consangüíneos e a família tradicional são mais difíceis de cultivar, e algumas pessoas complementam sistemas de apoio tradicionais por meio das relações com animais. Os animais oferecem companhia, sem os problemas e as exigências da comunicação humana, além de aceitação sem julgamento; relacionamentos tão estreitos e benéficos geralmente criam vínculos fortes e duradouros. Os benefícios em termos de saúde do vínculo entre os seres humanos e os animais têm sido relatados no caso de uma grande variedade de doenças (Arehart-Treichel, 1982;

Holden, 1981; Smith, 1982) e numa série de intervenções médicas e psicoterapêuticas (Arkow, 1984; McCulloch, 1982; Corson & O'Leary Corson, 1979; Corson et al., 1975, 1977; Mugford & McComisky, 1975).

O vínculo entre seres humanos e animais pode não ser, no entanto, tão saudável para os animais. Estes podem ser usados para satisfazer necessidades de relacionamento que não são satisfeitas de outras formas e passam a ser tratados como crianças, parceiros ou amigos. Fogle (1986, p. 18) sublinha que "o papel simbólico dos animais de estimação como criança é auto-evidente, mas eles também podem representar adultos simbólicos. O cão-guia de cego bem treinado é um exemplo clássico..., mas os cães também podem agir como adultos em situações menos óbvias". As pessoas que tratam seus animais como crianças geralmente admitem que os "mimam", satisfazendo todos os seus caprichos e preferências, e isso muitas vezes causa obesidade e problemas de saúde relacionados a ela, assim como distúrbios de comportamento.

Como as crianças, os animais de companhia também podem imitar os ataques de mau humor dos donos e outras características de comportamento. A maioria dos animais adotados quando muito jovens torna-se uma cópia dos seres humanos. Eles vivem isolados de sua própria espécie e passam a se identificar com as pessoas. Como os animais contam em grande parte com a comunicação não-verbal, eles tendem a ser mais observadores do que os seres humanos, e não só percebem os comportamentos humanos mais sutis como também reagem a eles e os imitam. Os animais, portanto, tendem a refletir os estados mentais e emocionais dos donos, tanto os positivos quanto os negativos — Michael Fox (1985), behaviorista e fenomenalista especializado em animais, refere-se a isso como "ressonância empática". O comportamento dos animais de companhia, portanto, reflete muito o ambiente humano e as atitudes e ações de seus donos.

Os animais parecem observar a linguagem corporal humana melhor do que os próprios seres humanos. A maior parte das pessoas que têm animais de estimação não percebe até que ponto eles refletem seu próprio comportamento não-verbal... Além disso, como a maioria dos donos de animais está alheia ao verdadeiro mundo dos animais, considera normal que os animais ajam como seres humanos e acha totalmente apropriado atribuir a eles qualidades humanas. Os veterinários e especialistas em comportamento animal estão perfeitamente cientes desse problema. A maioria provavelmente concordaria que pelo menos metade do seu trabalho consiste em tratar os donos dos animais, dizendo até que ponto os problemas do animal foram causados e estimulados por eles próprios e instruindo-os para que o animal não volte a ficar no mesmo estado.

Outros donos podem não tratar os animais como seres humanos, mas sim como objetos através dos quais satisfazem suas necessidades de *status* ou de realização. Se os animais não satisfazem essas necessidades a contento, podem ser abandonados ou descartados. Sendo assim, independentemente de serem tratados como seres humanos ou como objetos, sua natureza e necessidades verdadeiras tendem a ser obscurecidas e distorcidas pelas deficiências humanas e podem ser ignoradas ou desprezadas, causando distúrbios e doenças.

As Essências Florais no Tratamento de Animais

As essências florais são importantes no tratamento de animais porque restauram o equilíbrio e a harmonia da natureza verdadeira destes, curando desse modo distúrbios e doenças que resultem da distorção que os seres humanos façam dessa natureza. O uso das essências requer uma observação objetiva, sistemática e cuidadosa do comportamento do animal e das situações em que ele ocorre, em vez da identificação com esse comportamento ou a interpretação deste. Usadas de maneira apropriada, evitam-se os perigos de se interpretar o comportamento e as emoções dos animais em termos humanos. Dessa forma, as verdadeiras necessidades do animal podem ser avaliadas e atendidas.

As essências florais podem ser usadas isoladamente ou em conjunto com outras formas de tratamento, inclusive alopatas e homeopatas. Na verdade, existem indícios de que as essências florais atuem como catalisadores para os remédios homeopáticos e intensifiquem seus efeitos (Richardson-Boedler, 1994). Elas, portanto, podem ser usadas por pro-

As Essências Florais no Tratamento de Animais

fissionais ou leigos que tenham interesse no uso da medicina complementar ou de uma terapia coadjuvante. Os florais são produtos totalmente naturais e não-tóxicos e não provocam os efeitos colaterais e complicações tão freqüentemente associados ao uso de medicamentos e de outros produtos farmacêuticos. Eles também são excelentes para as pessoas que gostam de animais, pois sua produção e desenvolvimento não requerem experimentos com animais vivos, como no caso de muitas drogas e tratamentos clínicos ortodoxos. As essências florais, portanto, são uma forma de tratamento leve e segura. Além disso, "são extremamente baratas... O que poderia ser mais leve do que isso?" (Morrison, 1995, p. 128).

Mas os florais funcionam? Ao contrário dos remédios homeopáticos, que têm sido amplamente estudados quanto ao seu uso no tratamento de animais, as essências florais são submetidas a pouquíssimas experiências clínicas controladas e publicadas. No entanto, já há relatos dos resultados "excepcionais" que os florais podem produzir quando usados em hospitais, no controle da dor e do *stress* humanos. (Balinski, 1998). Hospitais da Austrália estão oferecendo cada vez mais tratamentos desse tipo, pois descobriu-se que são seguros, produzem resultados consistentes e sua administração em pacientes exige pouco tempo. O uso de essências florais tem se difundido pelos países desenvolvidos e é cada vez mais recomendado por veterinários homeopatas e/ou holísticos e terapeutas especialistas em comportamento animal. Como resultado, existem relatos abundantes provando sua eficácia no tratamento de animais, muitos deles feitos por profissionais dessas áreas. As informações apresentadas na Parte II e III deste livro foram, em grande parte, fornecidas por veterinários, especialistas em comportamento animal e terapeutas, em entrevistas e através de correspondências com Gregory Vlamis ou em publicações acadêmicas e outras obras publicadas.

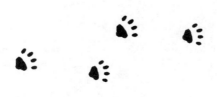

PARTE II

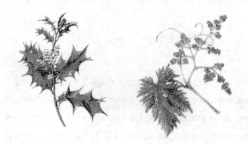

Lista das Essências Florais

Remédios Florais de Bach para Animais

Esta lista relaciona em ordem alfabética 38 essências ou remédios terapêuticos disponíveis no mercado, além dos seguintes detalhes:

- o nome comum da planta da qual é feita a essência;

- o nome científico da variedade de planta da qual a essência é extraída;

- seu modo de ação (⊞), isto é, o(s) problema(s) e a(s) doença(s) que ela trata e cura.

- indicadores de comportamento (🐾) para o uso das essências em várias espécies animais e de pássaros, mais comumente animais de estimação como papagaios, gatos, cachorros, peixes, cavalos, pôneis e roedores, mas também, quando indicado, animais selvagens e de zoológico, pássaros e insetos. Essas informações provêm principalmente de históricos detalhados de casos fornecidos a Gregory Vlamis, em entrevistas com mais de 50 veterinários e especialistas em saúde e comportamento animal dos Estados Unidos e do Reino Unido.

- outras essências florais (✿) com as quais a essência em questão pode ser combinada.

- usos em seres humanos (☺): usos possíveis nos donos, treinadores e veterinários dos animais, quando apropriado.

Lista das Essências Florais

AGRIMONY *(Agrimonia eupatoria)*

Trata o sofrimento ou a aflição mentais ou físicos, não demonstrados pela aparência ou pelo comportamento.

Devolve a paz interior e o contentamento.

- [+] para animais que parecem nunca ficar à vontade ou relaxar, e que, aos olhos dos donos, parecem "contidos" ou "preocupados".
- [+] para animais que parecem normais, exceto pelo olhar ansioso ou que demonstra "sofrimento".
- [+] para animais que nunca reclamam, mesmo quando é evidente que estejam sofrendo.
- [+] para animais que estão sempre ansiosos para agradar ao dono.
- [+] para males ligados à ansiedade e que se manifestem por meio de irritações na pele, indisposições digestivas, micções e evacuações.

Indicações para o uso:

🐾 Animais que escondem o sofrimento por trás de um comportamento aparentemente normal, o que torna o diagnóstico difícil. O padrão respiratório muitas vezes proporciona uma indicação do sofrimento subjacente. O animal de estimação pode parecer alegre ao ver o dono, ronronar ou balançar a cauda, mas sua língua pode estar pendurada para fora ou ele pode arquejar, salivar e apresentar temperatura elevada. Seu coração pode estar palpitante e as patas, suadas. Quando esse padrão persiste depois que a excitação inicial já passou, é sinal de que o animal está estressado.

🐾 Animais em sofrimento, com as pupilas dilatadas ou uma "expressão de dor". Eles parecem normais, exceto por uma elevação excessiva na região lombar, causada por tensão muscular. Isso costuma ocorrer quando deslocam o peso do corpo para a frente, para aliviar a tensão nos órgãos abdominais ou nos quadris.

- Os **pássaros** podem não mostrar nenhum sinal de dor, doença ou fraturas.

- **Gatos** que continuam a ronronar mesmo sofrendo de doenças em fase terminal ou apresentando fraturas incuráveis. Animais que parecem normais embora tenham um espinho ou uma farpa fincada na pata ou ferimentos que, aos olhos do dono, parecem fatais. Ao pegar no colo uma de suas gatas, Helen sentiu uma ponta afiada, que parecia um pêlo muito duro, sob a pele da perna dianteira direita do animal. Como ela continuou a sentir a ponta passados muitos dias, conclui que a gata tinha uma farpa encravada na perna e manteve a saliência sob observação. Finalmente, com a ajuda de uma pinça, ela conseguiu extrair uma farpa de quase 4 cm que penetrara na perna da gata, transpassando-a de um lado a outro. Embora a farpa fosse tão grossa e afiada quanto um prego e estivesse encravada na perna do animal havia vários dias, a gata em nenhum momento demonstrara desconforto ou sofrimento e continuou a ronronar mesmo enquanto Helen removia o corpo estranho. Um ser humano poderia supor que um ferimento dessa gravidade deveria causar dores excruciantes.

Os donos tendem a supor que os animais escondem a dor e "se fazem de durões", quando, na verdade, eles têm uma resistência maior à dor e são menos suscetíveis do que os seres humanos aos fatores psicológicos e emocionais que contribuem para a experiência da dor.

Alguns animais, principalmente os animais selvagens e os pássaros, de fato não demonstram quando estão com alguma doença, ferimento ou mal-estar a fim de evitar ataques de outros animais. No entanto, alguns veterinários costumam ministrar Agrimony para identificar a fonte da dor. Essa essência é particularmente útil para pássaros, quando se suspeita que estejam feridos ou sentindo algum tipo de dor, e para animais selvagens que caíram em armadilhas ou ficaram presos por algum tempo.

Lista das Essências Florais

🐾 **Gatos** e **cães** que não demonstram sofrimento em virtude de um sentimento exagerado de amizade pelo dono. Esses animais, em geral, não conseguem se concentrar em nada. Muitos deles estão estressados por causa do ambiente em que vivem, principalmente da agitação doméstica: donos que brigam entre si ou que passam por problemas conjugais. Os animais acabam refletindo conflitos familiares que os donos podem relutar em admitir ou revelar.

Às vezes, o *stress* acaba se evidenciando subitamente, na forma de um comportamento estranho, como defecar ou urinar na cama do dono. Uma investigação mais profunda de padrões de comportamento como esse pode revelar uma mudança no ambiente doméstico do animal.

Os animais também podem ser "contagiados" pela ansiedade dos donos ou dos tratadores. Cães sociáveis podem morder calcanhares ou de repente demonstrar nervosismo, e gatos aparentemente felizes podem começar a borrifar urina pela casa.

🐾 Para algumas raças de cães, Agrimony pode ser um remédio constitucional (ver página 125). Muitos veterinários associam essa essência principalmente aos cães **golden-retrievers**, que em geral parecem ansiosos para agradar aos donos e, embora abanem a cauda o tempo todo, têm um olhar "evasivo". Os **boston-terriers** também são identificados como cães extremamente amigáveis e expansivos, que costumam ser incapazes de se concentrar ou manter um foco de atenção.

🐾 **Cães** com doenças em fase terminal, em geral câncer, ou ferimentos graves, mas que continuam a balançar a cauda, trabalhar ou brincar. Os donos de animais como esses podem ficar profundamente chocados ao constatar o quanto eles estão doentes. Hilary Jupp (1990) sugere Agrimony como remédio constitucional para **wolfhounds-irlandeses**, uma raça tipicamente estóica no que diz respeito ao sofrimento e que consegue balançar a cauda e aparentar alegria mesmo quando estão gravemente doentes. Ela recomenda dar 6 gotas diluídas num balde de água com capacidade de 3,5 litros.

- **Cavalos** que continuam andando mesmo depois que um exame de raio X revelou um câncer que se alastrou pela perna. George era um desses casos; um cavalo que tinha câncer no osso sesamóide e quase não podia usar a perna. Ele não dava sinais de sofrimento e sua doença só foi descoberta quando ficou claro que, a despeito de suas tentativas, ele já não conseguia acompanhar os outros cavalos. A essência Agrimony foi prescrita, junto com Oak, o remédio específico para o tipo constitucional de George, Crab Apple, para tratar a doença em si, e Star of Bethlehem, para amenizar o choque do organismo. Depois de nove meses de tratamento com esses remédios, ele se recuperou totalmente. As únicas evidências da doença eram as chapas de raios X e um leve espessamento do osso, na perna antes afetada pelo câncer.

- Agrimony tem provado ser eficaz no tratamento **de hamsters-dourados** doentes, que são animais solitários por natureza e relativamente inexpressivos.

- Agrimony também pode ser útil para donos e veterinários que estejam estressados, mas relutam em revelar o problema ou admiti-lo.

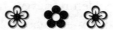

ASPEN (*Populus tremula*)

Trata o medo e a apreensão cuja causa é desconhecida; ansiedade e nervosismo repentinos, quando indicados por tremedeira, estremecimento, respiração ofegante, bufadas, suor, micção, olhar temeroso, orelhas e cauda baixos, corpo encolhido e comportamentos de evitação.

Restitui a calma e normaliza o ritmo respiratório; reduz a tensão muscular.

- para animais que, desde o nascimento, revelam um caráter ou constituição medrosa e ansiosa, e costumam ser "nervosos", "excitados" ou "assustadiços", como se vissem fantasmas.

Lista das Essências Florais

- para aqueles que ficam "paralisados" ou entram em pânico diante de algo novo, inesperado ou diferente, ou quando não sabem o que vai acontecer em seguida.

- para animais que têm medo de sair de casa.

- para problemas físicos relacionados ao medo, como diarréia, problemas gastrointestinais, distúrbios digestivos, bexiga solta, problemas circulatórios e, em casos extremos, parada cardíaca e falência circulatória causada por pânico.

- para animais que urinam de medo.

Indicações para o uso:

Todos os animais que têm dificuldade para aprender a fazer suas necessidades no lugar certo ou qualquer outro tipo de treinamento, por se recusarem a sair de casa, do estábulo, da cocheira ou do canil, ou que entram em pânico ao se verem em espaços abertos. O livro *Holistic Animal News* (Winter, 1986) relata o caso de um gato de seis anos, acostumado a ficar solto, que passou a ter medo de ficar fora de casa por mais de dez minutos, uma vez por semana. Três horas depois de tomar Aspen, ele entrou e saiu várias vezes de casa e, 24 horas depois, tinha voltado ao normal.

Gatos que se limpam demais, não deixam que ninguém toque neles ou tão tímidos que os donos não conseguem segurá-los. Um veterinário contou o caso de um gato que estivera num hospital recebendo o tratamento convencional para cistite. O gato era tão tímido que os donos não conseguiam nem sequer tocá-lo, mas, depois de tomar, na clínica, três doses diárias de Aspen e Mimulus durante dois dias, ele começara a ficar no colo. Continuara agindo da mesma forma até voltar para casa, e os donos relataram que ele parecia outro gato.

Aspen, combinado com Mimulus, também pode ser útil para tratar gatos que sofrem da síndrome do cólon irritável.

- **Cães** que choramingam, tremem, encolhem o corpo, correm de um lado para o outro, aparentam medo, ficam com as orelhas e a cauda baixas, latem por qualquer motivo, escondem-se atrás ou debaixo dos móveis, ficam pelos cantos, escapam da coleira ou arranham paredes e portas na tentativa de sair. Eficaz no tratamento de cães que ficam apavorados quando os donos fazem malas ou preparam-se para sair.

- **Cavalos** que são excessivamente tensos, demonstram timidez, recusam-se a seguir em frente ou transpor qualquer tipo de obstáculo, aceleram o passo, empinam ou recusam-se a entrar em *trailers*, carretas para transporte ou baias.

- Animais que se comportam de um jeito estranho. Em muitos casos, a atitude de medo do animal pode surpreender os donos, assim como no caso de um gato que, sem nenhuma razão aparente, salta no ar ao entrar num cômodo. Isso leva algumas pessoas a acreditar que seus animais de estimação vêem fantasmas ou espíritos. Os animais, inclusive os pássaros, podem ver, ouvir ou farejar coisas que os seres humanos não podem, além de serem sensíveis a mudanças na pressão barométrica. Eles podem, portanto, prever tempestades bem antes que nós, assim como outros eventos, tais como terremotos. Alguns pressentem até mesmo convulsões do dono. Eles também podem sentir os medos e as preocupações das pessoas com quem convivem e o clima pesado de um ambiente. Os medos que sentem não são, definitivamente irracionais ou infundados. Por essa razão, Aspen é geralmente ministrado em combinação com Mimulus, o remédio para o medo de coisas conhecidas.

Na verdade, aquilo que começa como um medo inexplicável pode acabar sendo explicado, como no caso de um cão de sete anos de idade que, de maneira repentina e imprevista, passou a ter medo de uma parede da casa do dono. Depois de certificar-se de que os vizinhos não tinham feito nenhuma modificação no cômodo que ficava atrás da parede e que nenhum som vinha dali, o dono do cachorro chamou um padre para benzer a casa, numa tentativa desesperada e infrutífera de resolver o problema. Depois disso, percebeu-se que o cão "com medo de fantasmas" poderia ter ficado com medo da explosão de fogos de artifício, refletidos num espelho pendurado nessa parede.

Animais com comportamento aparentemente estranho também podem ter sido maltratados pelos donos anteriores ou por tratadores. Esse é principalmente o caso de animais que passaram algum tempo em abrigos de animais abandonados ou foram resgatados de situações de perigo. Animais que ficaram em abrigos ou canis tendem a ser medrosos e a andar encolhidos. Esse tipo de animal deve tomar Aspen com Larch, o remédio para a perda da confiança.

- Animais que passam por mudanças no ambiente. Para obter melhores resultados, Aspen pode ser usado em combinação com Walnut quando os animais se vêem diante de novas circunstâncias, como ao mudarem de casa, ao serem colocados em canis ou gatis, ao ficarem sozinhos em casa ou quando são colocados sob os cuidados de terceiros.

- Animais cujos donos são dominadores. As pessoas que exigem a submissão do animal em todas as ocasiões geram neste uma ansiedade constante. Os animais que são sobrecarregados pelo dono, que nunca sabem o que o dono vai exigir deles, geralmente urinam de medo ou demonstram outros comportamentos relacionados ao medo e à submissão. Em casos como esses, recomenda-se Aspen para o animal e Vine — o remédio da dominação, do temperamento rude e da inflexibilidade — para o dono.

- Aspen é também apropriado para donos ansiosos e nervosos e tratadores que podem transmitir involuntariamente seus próprios medos para o animal.

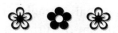

BEECH (*Fagus sylvatica*)

Trata a intolerância.

Restitui a tolerância e a flexibilidade.

- ⊞ para animais que não toleram mudanças na rotina.
- ⊞ para animais "melindrosos", que não toleram outro animal por perto ou na mesma casa.
- ⊞ para animais que se irritam ou se aborrecem facilmente.
- ⊞ para animais tensos e rígidos, que sofrem de distúrbios artríticos à medida que envelhecem.
- ⊞ para animais que não toleram estímulos sensoriais; que são muito sensíveis a visões, sons e ao toque, e que não conseguem prestar atenção a nada por muito tempo.
- ⊞ para animais que não toleram alguns fatores climáticos: calor, frio, umidade, chuva, etc.
- ⊞ para animais que não toleram substâncias no ambiente, que desenvolvem alergias, como, por exemplo, sensibilidade à grama.

Indicação para o uso:

🐾 **Pássaros** que picam intrusos ou estranhos.

🐾 **Gatos**, especialmente os orientais como os **siameses**, considerados arrogantes pelo dono; que dão patadas, mordem, arranham, atacam ou viram as costas para as pessoas e outros animais; que aderem a uma rotina rígida e demonstram desagrado quando o dono não chega ou não põe comida na hora certa; que só se alimentam de uma determinada vasilha; que borrifam urina pela casa e ficam irritados quando há pessoas ou animais estranhos por perto; que se sentam rigidamente e desenvolvem distúrbios artríticos. **Gatos persas** estressados por causa de alguma mudança na rotina, que urinam em

Lista das Essências Florais

locais não apropriados de vez em quando e arranham de modo destrutivo.

🐾 **Cães** que se irritam com facilidade e demonstram essa irritação rosnando, eriçando o pêlo das costas, latindo, mordendo ou atacando. Cães de exposição agressivos, que são hostis com outros cães quando estão na pista ou nos bastidores e não gostam que ninguém os observe ou toque enquanto estão na plataforma. Cães incomodados com mudanças na rotina ou que querem fazer suas caminhadas diárias sempre no mesmo horário, por exemplo.

🐾 **Cavalos** que mordem; que dão coice; que empinam; que recuam diante das pessoas, de outros cavalos ou animais; que não gostam de ser tocados, selados, escovados ou montados por ninguém que não seja o cavaleiro com quem estão acostumados e que detestam visitas em seu estábulo, baia, carreta de transporte, pasto, etc.

🐾 A essência Beech tem comprovada eficácia nos casos em que é preciso erradicar comportamentos obstinados de longa data e também estimular a flexibilidade em cavalos tensos, incluindo cavalos adestrados, que parecem mais rígidos de um lado do que do outro.

❀ Beech, Holly, Vine e Willow, todos tratam comportamentos semelhantes e costuma-se usar freqüentemente uma combinação dos quatro. Vine é indicado quando o animal é claramente dominador e demonstra agressividade para estabelecer seu domínio sobre os outros ou sobre o território.

❀ Beech é útil, se usado em combinação com Rock Water, para cavalos que parecem mais rígidos ou tensos de um lado do que de outro.

🐾 Beech provou ser eficaz em casos de prolapso do disco intervertebral e subseqüente paralisia, em raças com tendência para esse problema, como os **Dachshunds**. Ele diminui o perigo de reincidência, ajudando a reduzir a tensão muscular e a rigidez. Também provou ser eficaz no tratamento da sensibilidade e das alergias.

☺ Um veterinário admitiu estar ele mesmo tomando Beech por causa de sua reação a alguns clientes!

☺ Beech também pode ser eficaz para donos intolerantes e para aqueles que sentem que seu animal de estimação exige mais atenção do que podem dar.

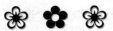

CENTAURY *(Centaurium umbellatum)*

Trata a falta de firmeza, a subserviência e a vontade fraca.

Restitui a firmeza, a individualidade e a capacidade de resistência.

- [+] para animais (em geral fêmeas) tão inseguros e ansiosos para agradar que se tornam irritantes, seguindo o dono o tempo todo, lambendo-o constantemente e recusando-se a deixá-lo sozinho.

- [+] para "capachos" — animais que são submissos e subordinados demais e por isso são facilmente explorados e maltratados até ficarem exaustos e fatigados. Eles freqüentemente andam de cabeça baixa, evitam o contato visual com os outros e mantêm as orelhas baixas e próximas à cabeça; adotam posturas submissas características, andam colados ao chão e viram de costas mostrando a barriga. Também podem mostrar submissão urinando. Incapazes de defender a si mesmos, esses animais são muitas vezes maltratados por outros animais ou pelas pessoas, especialmente crianças, e privados de sua comida e brinquedos.

- [+] para animais que se sentem fatigados devido a excesso de trabalho ou de exigências.

- [+] para animais que se sentem muito fracos depois de alguma doença.

- [+] para aqueles que não têm resistência ao ambiente, que pegam infecções e parasitas facilmente, e por falta de estabilidade tendem a apresentar reações fortes quando alimentados incorretamente.

Lista das Essências Florais

☒ como terapia complementar durante convalescença após doenças ou ferimentos graves.

Indicações para o uso:

🐾 Todos os animais maltratados ou intimidados.

🐾 **Pássaros** que assumem uma postura de submissão no bando e sofrem de *stress* ou ferimentos, para ajudá-los a se defender por si mesmos.

🐾 **Cães** adultos que mantêm a submissão típica dos filhotes; cães como **labradores**, **collies** e **cavalier-king-charles-spaniels**, que perseguem uma bola por horas a fio; e cães de caça que só desistem quando desabam de pura exaustão.

🐾 **Cavalos**, especialmente os usados na caça ou em concursos, que continuam seguindo em frente aconteça o que acontecer.

🐾 **Pôneis** intimidados pelo rebanho. Uma semana depois de ser tratado com Centaury e Larch, um pônei que fora gravemente molestado pelo seu rebanho foi visto na companhia de outros pôneis do grupo, comendo junto com eles, dois meses depois já podia-se notar que ele conquistara uma posição de mais destaque na hierarquia, com relação à posição anterior.

🐾 Todos os animais portadores de doenças agudas, que estão convalescendo depois de acidentes ou que sofrem há muito tempo de problemas debilitantes, especialmente doenças hepáticas; que não comem bem há algum tempo, emagreceram e têm propensão para indisposições estomacais.

❀ Olive combina muito bem com Centaury quando é preciso fortalecer animais enfraquecidos depois de uma doença, e com Oak, quando a resistência do animal também está debilitada.

☺ Os animais que precisam do Centaury às vezes têm donos que os maltratam ou são enérgicos. Essas pessoas costumam achar o tipo Centaury o cachorro ideal. Vine pode ajudar a amenizar o comportamento do dono, mas, se isso não acontecer, o animal obterá poucos benefícios tomando Centaury.

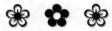

Cerato *(Ceratostigma willmottiana)*

Trata a falta de segurança e confiança em si mesmo, a falta de iniciativa, o anseio de ser aprovado pelos outros, o comportamento imitativo.

Restitui a segurança, a confiança em si mesmo e a iniciativa.

- para animais que são totalmente dependentes das pessoas que cuidam deles, que olham para elas para saber o que fazer e como reagir e que não conseguem ter iniciativa própria; para animais que, ao receber um comando, olham para os outros para saber qual a reação apropriada e para os que imitam o comportamento dos outros.

- em competições, para que o animal não se distraia e para que ouça os comandos do treinador.

- para animais que não conseguem se relacionar com os membros da própria espécie, que têm um comportamento social inadequado e dificuldade para acasalar.

- para animais adultos que não deixam de se comportar como filhotes.

- para animais cuja falta de confiança é uma característica nata e não significa que eles perderam a confiança em virtude de alguma situação específica (o remédio para isso é Larch).

Indicações para o uso:

- Todos os animais e pássaros privados do contato com a própria espécie. Essa essência os ajuda a se ajustar quando colocados na companhia de membros da mesma espécie.

Lista das Essências Florais

🐾 **Pássaros**, especialmente **papagaios**, que desenvolveram problemas graves de comportamento e têm dificuldade para se reproduzir na ausência de membros da própria espécie.

🐾 **Cães** que ficam "em pânico" na pista de exposições, quando o treinador pede que se movimentem individualmente; cães de trabalho em treinamento que não conseguem fazer nada quando não estão na presença do treinador; cães policiais e cães-guia em treinamento que não conseguem trabalhar independentemente e que, caso continuem assim, serão descartados; cães de caça que precisam mostrar iniciativa; cães como os de tração, treinados para trabalhar em equipe; e cães reprodutores que olham para o dono em busca de aprovação, antes de montar a fêmea e acasalar.

🐾 **Cavalos** usados para caça, concursos e salto de obstáculos e **pôneis** usados no jogo de pólo que precisam ter iniciativa própria em vez de confiar apenas no cavaleiro; e aqueles que confiam demais no cavaleiro.

🐾 Animais de rebanho facilmente influenciados pelos outros, que desenvolvem maus hábitos e que seguem o animal errado.

☺ Cerato é útil para os donos que duvidam da própria intuição e julgamento com relação à saúde e bem-estar dos animais ou, em relação à eutanásia, que procuram constantemente a opinião de veterinários e de outras pessoas mesmo sabendo que essa não é a decisão certa no caso, ou que seguem o conselho dos outros mesmo quando duvidam da utilidade dele. Quando o fato de não ter um líder provoca o estado Cerato no animal, a atitude do dono pode contribuir para a incerteza dele. Quando esse é o caso, Cerato é recomendado tanto para o dono quanto para o animal.

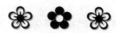

CHERRY PLUM *(Prunus cerasifera)*

Trata comportamentos incontroláveis, loucura, compulsividade.

Restitui a calma e o controle.

- ⊞ para animais basicamente nervosos que ficam histéricos, em total frenesi, passam a demonstrar uma fúria ou frenesi incontrolável ou entram totalmente em pânico, expondo eles mesmos e os outros ao perigo.

- ⊞ para animais imprevisíveis que, ao se apavorar, têm uma reação extrema do tipo lutar ou fugir, atacam, ficam irritadiços ou tentam desesperadamente sair de qualquer situação em que estejam, chocando-se contra vidraças e destruindo portas, paredes, *trailers*, carros, etc.

- ⊞ para animais cujo comportamento destrutivo é agravado por corantes vermelhos e outros aditivos encontrados nos alimentos.

- ⊞ para comportamento autodestrutivo como morder e arrancar a pele ou lamber-se excessivamente.

- ⊞ para animais que têm incontinência urinária ou perderam o controle das funções corporais.

- ⊞ para fêmeas que matam os filhotes ao nascer.

- ⊞ para fobias recorrentes.

- ⊞ para animais que sofrem de ataques psicomotores, epilepsia ou convulsões.

Indicações para o uso:

- 🐾 Todos os animais que passam por extremo sofrimento ou desespero ou cujo comportamento extremo faz com que os donos tenham medo deles e/ou considerem a possibilidade de consentir na eutanásia;

Lista das Essências Florais

aqueles que "ficam enlouquecidos" com infecções por parasitas ou por ácaros de ouvido.

- **Pássaros** em estado frenético. (Cherry Plum pode ser borrifado nas penas.)

- **Cães** cujo comportamento aparentemente autodestrutivo é muitas vezes descrito pelos donos como "suicida"; que destroem móveis, colchões, tapetes, cortinas; que ficam frenéticos diante da perspectiva de ter as unhas cortadas ou os dentes higienizados; que ficam "paralisados" numa pista de exposições ou na clínica veterinária. Esta essência pode ser usada como remédio constitucional para tratar a "síndrome da fúria" em **cocker-spaniels** dourados e vermelhos. Em alguns casos, ela evita que o animal tenha de ser sacrificado.

- **Cavalos** que corcoveiam, dão coice, mordem, disparam e tentam sair do estábulo ou de carretas de transporte aos coices; que se enfurecem quando são montados ou selados. Animais de alta performance como **cavalos de corrida**, quando fora de controle ou quando são transferidos para outros estábulos.

- Cherry Plum raramente é usado sozinho. O comportamento extremado do animal pode ser falha do dono, resultado de tratamento inadequado ou de maus-tratos, no caso em que se exigiu demais do animal tanto física quanto emocionalmente. Portanto, costuma-se ministrar juntamente com Cherry Plum a essência Aspen, que trata medos inexplicáveis. Quando o dono costuma ter medo do comportamento do animal e é possível que o tenha provocado devido ao seu próprio comportamento, Cherry Plum é recomendado tanto para o animal quanto para o dono.

- Porém, Cherry Plum em geral não é a primeira opção. A maioria dos veterinários usa o Rescue Remedy ou um remédio equivalente (ver Remédios para Ocasiões de Emergência, pág. 111) em que Cherry Plum seja um dos componentes.

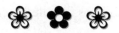

CHESTNUT BUD *(Aesculus hippocastanum)*

Trata a dificuldade para aprender com a experiência, a repetição dos mesmos erros e o comportamento repetitivo.

Restitui a capacidade de aprender e de aproveitar as experiências.

- ➕ para qualquer tipo de repetição em que o animal pareça incapaz de aprender com a experiência, repetindo os mesmos erros e os mesmos padrões de comportamento.
- ➕ para romper maus hábitos.
- ➕ para animais com propensão a acidentes.
- ➕ para doenças recorrentes e infecções por fungos que resistem aos métodos de tratamento.
- ➕ para dificuldades recorrentes para dar à luz e para fêmeas que costumam comer, esmagar ou rejeitar os filhotes.

Indicação para o uso:

- Gatos que costumam urinar dentro de casa ou fora da bandeja sanitária; que arranham os móveis.
- Cães que não aprendem a fazer suas necessidades no lugar certo ou a usar guia; que repetem os mesmos erros enquanto são treinados; que falham nos testes de obediência; que cometem os mesmos erros ao fazer apresentações ou executar tarefas; que continuam a perseguir carros mesmo depois de ser atropelados; que já saíram machucados ao encontrar porcos-espinhos, mas mesmo assim continuam a persegui-los; que insistem em revirar latas de lixo ou rasgar sacos de lixo, embora já tenham sido repreendidos por isso; que mastigam sapatos; que perseguem cavalos, gatos, galinhas; para cães de fazenda que comem ovos de galinha e/ou matam galinhas.

Lista das Essências Florais

- 🐾 **Cavalos** que não ouvem ou não atendem comandos; que continuam a derrubar as mesmas cercas e a fazer os mesmos erros quando estão em adestramento ou participando de competições; emaranharam-se em arame farpado ou já tomaram choque em cercas elétricas mais de uma vez.
- 🐾 **Carneiros** que costumam pular ou derrubar cercas ou que ficam presos nelas.
- ❀ Usado com Rock Water para ajudar o animal a aprender e para limitar comportamentos repetitivos.
- ☺ Chestnut Bud é particularmente apropriado para donos que não costumam observar os animais e suas necessidades, e para aqueles que repetem os mesmos erros ao treinar um animal, usando, por exemplo, o comando errado ou castigando-o por fazer confusão, de forma que só aumentem a ansiedade do animal e sua tendência para cometer erros. Uma dona que costumava fazer isso reclamou para seu veterinário que seu cachorro continuava a fazer bagunça dentro de casa mesmo depois de ela ter batido nele várias vezes. Ela parecia incapaz de aceitar que a ansiedade do cão quanto a apanhar dela, assim que ela entrasse em casa, era a raiz de todo o problema.

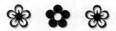

CHICORY *(Chicorium intybus)*

Trata a possessividade, o hábito de não sair de perto do dono (animais que são verdadeiros "grudes") e a necessidade de chamar atenção.

Restitui o instinto normal de proteção e zelo.

- ➕ para animais que nunca perdem o dono de vista; que ficam de mau humor quando não podem fazer o que querem; que se tornam destrutivos, sujos ou barulhentos quando os donos os deixam sozinhos; que latem, mordem, mancam ou vomitam para impedir que sejam deixados sozinhos.

- [+] para animais que apresentam comportamentos para chamar atenção; que não deixam que outros animais tenham a atenção de ninguém.

- [+] para animais superprotetores.

- [+] para fêmeas que não desmamam os filhotes e continuam a amamentá-los e a lambê-los depois da época do desmame.

Indicações para o uso:

Pássaros que ficam contrariados quando não podem fazer o que querem; Chicory tem sido eficaz quando usado em **cisnes** que ficaram muito dependentes dos seres humanos depois da morte do parceiro.

Gatos que seguem o dono por todo lugar, querem colo o tempo todo ou que grudam literalmente no dono. Alguns veterinários comentam que esses animais costumam chegar à clínica grudados no ombro do dono. Eles ficam furiosos quando colocados na mesa de exames e voltam imediatamente para o colo do dono. Chicory provou ser eficaz no caso de um gato siamês que costumava subir nas cortinas para chamar atenção. Essa essência também pode ser usada nos animais que mordem ou mordiscam para chamar atenção.

Cães que seguem o dono por todo lugar, até no banheiro; cães de guarda como **rottweilers**, **dobermans**, **pastores-alemães**, cujo instinto natural de proteção seja exagerado; cães que mordiscam ou latem, agarram cortinas ou tiram os lençóis da cama para chamar atenção e aqueles que sofrem de ansiedade ao ser separados do dono. Em alguns casos, os cães apresentam reações psicológicas como vômitos, diarréia, freqüência cardíaca ou respiratória acelerada ou comportamentos autodestrutivos como arrancar, mordiscar ou lamber

Lista das Essências Florais

excessivamente o pêlo, quando separados do dono. Em casos como esses, Chicory pode ser combinado com o Rescue Remedy e com White Chestnut, para comportamentos repetitivos e obsessivos.

- **Cavalos** que foram criados com outros cavalos no mesmo estábulo e sentem a falta deles quando estão separados; éguas superprotetoras com relação aos potros e que mantêm o dono e os outros animais afastados mostrando os dentes ou batendo os cascos no chão.

☺ Em geral existe uma co-dependência entre o animal e o dono. O dono que apresenta um comportamento do tipo Chicory costuma encorajar esse mesmo comportamento no animal, portanto, esse floral serve para ambos.

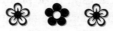

CLEMATIS *(Clematis vitalba)*

Trata a desatenção e a falta de interesse pelas circunstâncias presentes. Restitui o espírito de prontidão e a concentração.

- ⊞ para animais desatentos e sem poder de concentração.
- ⊞ para animais que parecem entorpecidos ou têm uma expressão vaga e "evasiva", como se não estivessem presentes de fato.
- ⊞ para animais entediados.
- ⊞ para animais desinteressados, apáticos, preguiçosos e indiferentes, que dormem muito.
- ⊞ no caso de traumas e choques em que o corpo do animal fica frio ao toque.
- ⊞ depois de colapso provocado por exaustão, perda de consciência, coma, desmaios, concussões, ataques epilépticos.

- depois de cirurgias, para ajudar o animal a despertar, evitar sonolência e apatia e acelerar a recuperação.
- para revitalização de animais envelhecidos prematuramente, com problemas de memória ou senilidade.

Indicação para o uso:

- **Pássaros** atordoados depois de se chocar contra vidraças. (Dar a essência a cada cinco minutos.)
- **Gatos** com um ar ausente podem ser considerados doentes quando, na verdade, o "devaneio" dos gatos é um comportamento perfeitamente normal. No entanto, os gatos não costumam cair do parapeito das janelas por falta de espírito de prontidão, especialmente quando a janela fica no quinto andar. Um gato que passou por essa experiência melhorou ao ser tratado com Clematis.
- ✿ **Cães** difíceis de treinar. (Pode ser combinado com Chestnut Bud.)
- **Cavalos** incapazes de concentrar a atenção nos tratadores; que não prestam atenção a nada.

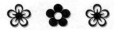

CRAB APPLE *(Malus pumila)*

Trata falta de asseio, infecções e envenenamento.

Restitui o asseio e a dignidade.

- para animais rabugentos que sofrem de diarréia, incontinência urinária e doenças nos rins.
- para animais engaiolados ou confinados com seus próprios excrementos.

Lista das Essências Florais

- para evacuação involuntária ou incontinência urinária, durante períodos de doença ou convulsões.

- para constipação.

- para animais que se limpam de forma obsessiva.

- para todos os problemas de pele em que os animais se limpam constantemente, lambendo-se, arranhando-se ou puxando o pêlo.

- para doenças de pele crônicas ou agudas, abscessos, acne, eczema, dermatite, caspa, feridas causadas pela mania de se lamber e granulomas, sarna, escabiose, crostas, tártaro.

- para animais com pulgas, parasitas, carrapatos, picadas de insetos ou que tendem a pegar pulgas e parasitas.

- para animais com vermes.

- para animais que estão perdendo pêlo embora este pareça em boas condições.

- para animais com pêlo muito emaranhado.

- para qualquer mudança na alimentação.

- para ajudar na perda de peso em animais diabéticos.

- durante jejuns.

- para animais que comem os excrementos dos outros (coprofagia).

- para eliminação de toxinas em animais que foram envenenados, para os que lamberam locais borrifados com inseticidas ou anticongelantes ou que sofrem de doenças hepáticas.

- para animais que expressam a necessidade de uma limpeza interna, recusando comida e procurando capim e ervas para comer.

- para alergias.

- para limpar abscessos e feridas.

- para todos os animais doentes, como desintoxicante e purificante.

- para usar em conjunto com tratamentos convencionais, principalmente quando é necessário ministrar antibióticos ou esteróides ao animal por um longo período, e nos casos de distúrbios nas glândulas ad-renais em que a forte medicação provoca efeitos adversos.
- para uso preventivo nos casos em que existe o perigo de infecção e antes de cirurgias.
- para obstruções intestinais devido a lascas de osso e bolas de pêlo.
- para eliminação de corpos estranhos dos olhos e da pele, como parasitas, lascas de osso, pedras e grãos de poeira.

Indicações para o uso:

🐾 Todos os animais que apresentam incontinência e/ou têm o pêlo emaranhado e sofrem por estarem nessas condições.

🐾 **Gatos**, especialmente os idosos ou com artrite na coluna vertebral, que não podem se limpar e sentem-se deprimidos e infelizes; aqueles que se limpam excessivamente; gatos machos que sofrem de Stud Tail, uma doença nas glândulas sebáceas da cauda e da base da espinha, causada por bloqueio das glândulas com fluido.

🐾 ✿ **Cães** cujo pêlo ficou muito emaranhado, especialmente cães de pêlo longo como os **afghan-hounds, bearded-collies, old-english-sheepdogs, poodles, lhasa-apsos e shih-tzus**; cães que lambem ou mastigam as patas, lambem-se freneticamente, têm olhos, ouvidos e nariz com secreções, que apresentam infecção na glândula anal, flatulência, evacuações irregulares ou bebem muita água; que sofrem de miopatia degenerativa, espondilite (tipo de artrite nas vértebras) ou displasia nas ancas — problemas que afetam a função nervosa e podem levar à perda de controle dos intestinos. Quando o cão se coça ou se lambe sem parar, Crab Apple deve ser combinado com White Chestnut.

🐾 **Cães** com sarna. Jon Tuxworth (1981) relatou que o pior caso de sarna folicular que ele viu fora curado com um tratamento à base de

Lista das Essências Florais

Crab Apple. Todo o corpo desse **skye-terrier** "estava coberto com pústulas, a pele tinha uma tonalidade cinzenta semelhante ao couro e o pêlo caía em tufos. O cão estava num estado hipersensível e obviamente sentia-se extremamente desconfortável com a doença". Crab Apple foi prescrito para uso externo, para limpar o corpo e livrá-lo da sensação de sujeira, junto com Vervain, para seu estado de extrema sensibilidade e irritação superficial. Crab Apple, borrifado externamente, ajudou a eliminar os parasitas que se desenvolveram nas pústulas serosas.

🐾 **Cabras** ou **bodes** com sarna.

🐾 ✿ **Cavalos** com coceira ou que sofreram picadas de inseto. Tuxworth (1981) relata que casos de coceira-de-queensland — uma doença alérgica causada por mordida de ácaro e parecida com a alergia a pulgas — responderam bem ao Crab Apple e ao Rescue Remedy Cream (ver pág. 116), que contém Crab Apple.

🐾 **Carneiros** com carrapatos ou sarna de carneiro.

🐾 Crab Apple foi usado com sucesso para tratar um porco-espinho cuja perna apresentava um grau avançado de decomposição e estava praticamente perdida. Depois de três semanas, a perna havia se regenerado e o osso, crescido.

✿ Combine com Water Violet para remover corpos estranhos dos olhos, dos ouvidos e da pele.

Aviso: É aconselhável consultar um veterinário no caso de qualquer distúrbio ligado à defecação ou micção. A escabiose ou sarna sarcóptica é altamente contagiosa tanto em animais quanto em seres humanos. Deve-se procurar um veterinário em todos os casos em que há suspeita dessa doença e é imprescindível o uso de luvas de borracha para manipular o animal infectado.

Administração: Crab Apple pode ser ministrado oralmente, como também em banhos, em *sprays* ou cremes. É um dos componentes do Rescue Remedy (ver pág. 111), que pode ser aplicado topicamente.

E_{LM} *(Ulmus procera)*

Trata a inadequação.

Restitui a competência, a eficiência e a resistência.

- para animais sobrecarregados pelas circunstâncias, pelo trabalho ou por excesso de treinamento, quando muito é exigido deles, resultando em exaustão temporária, esgotamento ou num retraimento que não é costumeiro.

- quando o animal tem dificuldade para se ajustar às exigências de uma vida mais ativa ou a um dono mais exigente.

- para fêmeas sobrecarregadas pelas exigências dos filhotes, especialmente no caso de ninhadas grandes ou nascimentos múltiplos.

- durante o trabalho de parto, para regularizar as contrações e evitar o esforço excessivo.

- para animais esgotados devido a uma doença.

- para animais que desenvolveram alergias devido ao *stress*.

- para animais que desenvolveram os mesmos distúrbios que os donos.

Indicações para o uso:

- Todos os animais de competição que estão no circuito todo fim de semana ou de duas a três vezes por semana; que estão trabalhando, embora tenham visão ou audição reduzida ou artrite; animais geriátricos que passam a conviver com uma criança.

- **Gatos** que têm de dividir a bandeja sanitária com outros gatos.

- **Cães** cujos donos os treinam como se fossem robôs, ou dia após dia, e seguem uma rotina rígida; todos os cães de trabalho, especialmente animais de resgate, que procuram drogas ou que trabalham com a

Lista das Essências Florais

polícia, com o exército ou com o esquadrão de bombas; cães que guiam cegos e deficientes auditivos; cães de corrida e de caça. Elm foi usado com sucesso para tratar um cão-guia cujo dono sofrera um ataque cardíaco na rua (o cão tentara proteger o dono não permitindo que as pessoas que tentassem ajudar se aproximassem dele e, depois, não deixando que o prendessem na coleira); e também para tratar um cão policial que ficara surdo de um ouvido e ficava apavorado ao ouvir o barulho de tiros.

- **Hamsters** que são superativos à noite.
- **Cavalos** usados por deficientes mentais e cavaleiros incapacitados, especialmente cavaleiros que sofrem espasmos; cavalos de corrida; cavalos da polícia usados para controlar multidões; e aqueles que exigem muito de si mesmos.
- Elm pode ser usado com Oak, o remédio para a resistência, e com Larch, o remédio para a perda da confiança.
- Pode ser benéfico para donos de animais e tratadores, pois muitas vezes o animal adquire o problema do dono ou da família, especialmente quando o animal é dominador e considera a família como se fosse seu bando; para veterinários que se sentem sobrecarregados pelos clientes, especialmente os que requerem apoio emocional quando seus animais de estimação estão sofrendo de doenças prolongadas ou foram submetidos à eutanásia.

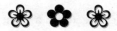

Gentian *(Gentiana amarella)*

Trata o desânimo rotineiro, a melancolia, a fraqueza depois de uma doença, a falta de interesse por comida.

Restitui a perseverança e o apetite.

Remédios Florais de Bach para Animais

[+] para animais que parecem desanimados, desistiram de tudo e pararam de comer, especialmente quando doentes ou depois de perderem o dono ou o animal que lhes fazia companhia e com quem cresceram.

[+] para animais que ficaram melancólicos depois de problemas domésticos.

[+] para animais de abrigos, canis e gatis, especialmente os que têm de ficar em gaiolas depois de ter vivido soltos numa casa, que ficaram apáticos, dormem a maior parte do tempo, e cujo pêlo está opaco. Em casos como esses também pode-se considerar o uso de Wild Rose.

[+] para animais que não são elogiados ou estimulados pelos tratadores durante treinamentos, performances e competições.

[+] para animais que sofrem recaídas ou recidivas quando doentes.

[+] para animais que não comem quando tomam medicação ou quando sofrem de insuficiência cardíaca congestiva. Usar em conjunto com Gorse, o remédio para a desesperança.

[+] para animais que, embora não tenham problemas físicos, perdem peso e não conseguem recuperá-lo.

[+] para recuperação de traumas e correções ortopédicas, em conjunto com Oak e Larch.

Indicações para o uso:

🐾 Todos os animais que se recusam a comer.

🐾 **Gatos** que sofrem de *stress* quando estão em gatis e recusam-se a comer; aqueles (em geral **siameses**) que desistem de viver quando estão doentes; que sofrem recidivas no caso de leucemia felina ou uma recaída depois de histerectomia.

🐾 ✿ **Cães**, especialmente **collies**, que desistem de tudo quando estão doentes; sofrem recaídas depois de histerectomia; regridem durante treinamento. (Usar junto com Chestnut Bud.)

Lista das Essências Florais

- 🐱 **Cavalos**, especialmente os que participam de concursos, que não conseguem recuperar a forma embora não apresentem problemas físicos; aqueles que não conseguem saltar e cavalos que ficam sozinhos, sem ter companhia.

- ✿ Gentian é geralmente usado com Gorse, que reforça seus efeitos tonificantes, e com Chestnut Bud quando os animais ficam desanimados durante o treinamento.

- ☺ Pode beneficiar donos que ficam desapontados ou desanimados com o desempenho de um animal durante um treinamento ou competição, quando as condições do animal pioram e/ou quando estão pessimistas com relação à perspectiva de recuperação do animal.

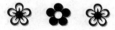

GORSE *(Ulex europaeus)*

Trata a melancolia e a desesperança absolutas.

Restitui a perseverança, a resistência e a vitalidade.

- ➕ para animais que parecem ter perdido a coragem de viver e desistido de tudo; que demonstram uma grande letargia, apatia ou pouca energia quando doentes ou em confinamento.
- ➕ para fêmeas que perderam os filhotes.
- ➕ para animais que não respondem aos estímulos.

Indicações para o uso:

- 🐱 **Pássaros** que foram atingidos na asa.
- 🐱 **Gatos**, especialmente orientais, que desistem de viver quando estão doentes.

- 🐾 **Cães** que ficaram por longos períodos em canis e abrigos de animais abandonados; animais obesos que demonstram grande letargia.
- 🐾 **Cavalos** que sofrem de laminite, uma doença dolorosa nos cascos que pode impedi-los de dormir.
- ☺ Gorse é indicado quando os sintomas são mais extremos do que aqueles para os quais Gentian é indicado. Ou seja, para a total desesperança em vez do desânimo e da ausência de reação. Gorse funciona sinergisticamente para reforçar os efeitos de Gentian no tratamento contra o câncer ou leucemia e nos casos de recidiva. Pode ser um remédio útil para as pessoas cujos animais estão sofrendo de doenças em fase terminal.

Heather *(Calluna vulgaris)*

Trata animais que fazem barulho para chamar atenção ou por sentirem solidão.

Restitui a calma e o domínio de si.

- ☐ para animais que rogam por atenção, são barulhentos, inoportunos, destrutivos ou sujos quando deixados sozinhos.
- ☐ para animais que não prestam atenção aos comandos do dono ou do tratador.

Indicações para o uso:

- 🐾 Todos os animais que esgotam as energias do dono de tanto exigirem atenção.
- 🐾 **Pássaros**, especialmente **papagaios**, **periquitos-australianos**, **mainás** e **araras**, que não ficam quietos.

Lista das Essências Florais

- **Gatos** que sempre ronronam e miam para atrair a atenção e estão constantemente "diante dos olhos" das pessoas com quem convivem.

- **Cavalos** que, quando estão sozinhos, caminham na baia e dão coices nas paredes; que não ouvem os comandos do cavaleiro.

- **Cães** que latem, rosnam, choramingam ou uivam excessivamente, gemem ou então reclamam quando estão doentes e não fazem o que devem porque não ouvem os donos.

Fogle (1986, pág. 35) observa que "os donos de animais de estimação interpretam o apego de seus cães a eles de maneiras idealistas. E quanto mais intensos forem os sentimentos de apego dos animais e dos donos, mais variados serão os jogos de separação que praticam". No relatório anual (1994) da Association of Pet Behaviour Counsellors (APBC), os problemas causados pela separação são citados como o terceiro problema de comportamento mais comum nos cães. Esses problemas, causados principalmente pelo apego excessivo, incluem comportamento destrutivo como morder portas e batentes na tentativa de seguir o dono, perda do controle da bexiga e dos intestinos devido à ansiedade diante da possibilidade de serem deixados sozinhos e latidos excessivos para chamar os donos. Esses tipos de problema são mais freqüentes nas fêmeas do que nos machos e têm seu auge em janeiro, maio e agosto, depois do Natal, da Páscoa e das férias de verão* respectivamente, quando as famílias passam mais tempo com os cães.

Cães que foram os únicos sobreviventes de uma ninhada e receberam atenção exclusiva da mãe e dos seres humanos desde filhotes tendem a fazer de tudo para chamar atenção e para ser o tempo todo o centro das atenções (Graham, 1993).

✿ Heather tem um excelente efeito sinergístico com Chicory.

☺ Pode ser útil para donos que não ouvem os conselhos dos veterinários, adestradores, tratadores e cavaleiros.

---

* Nota do editor: Como os meses de férias aqui são janeiro e julho, são nesses períodos que esses problemas são mais freqüentes no Brasil.

Holly *(Ilex aquifolium)*

Trata a desconfiança, a crueldade e o espírito de vingança.

Restitui a tolerância.

- [+] animais irritadiços, que reagem intensamente à perda de *status* ou de atenção, agindo com crueldade, desconfiança, rebeldia e mau humor.
- [+] para animais descontentes com o tratamento que recebem do dono.
- [+] para animais com aversões muito específicas, como gatos, veterinários ou carteiros.
- [+] para animais de rebanho que não se dão bem quando juntos.
- [+] para doenças intensas; alergias extremamente agudas, urticária, ataques de asma, febres altas e repentinas ("doenças ligadas à raiva"); dores fortes e infecções graves.

Indicações para o uso:

🐾 Todos os animais irritadiços ou mal-humorados, quando não se tem muita certeza de que remédio seria mais apropriado.

🐾 **Cães** de temperamento difícil que rosnam para o dono ou para crianças e os mordem; que odeiam gatos, veterinários, carteiros, etc.; cães de canil ou que vivem em bandos e costumam brigar; cadelas que não se dão bem umas com as outras.

🐾 **Cavalos** que mordem e dão coices; que se negam a entrar no estábulo e não querem que ninguém os toque.

✿☺ Holly combina bem com Beech e é benéfico quando um bebê ou um outro animal passa a viver no mesmo ambiente. Também pode ser útil para donos zangados com o veterinário que propôs eutanásia ou com motoristas responsáveis por provocar ferimentos ou a morte do animal em atropelamentos.

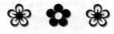

HONEYSUCKLE *(Lonicera caprifolium)*

Trata a saudade de casa e a dificuldade para se ajustar a novas circunstâncias.

Ajuda o animal a se ajustar às circunstâncias presentes.

- [+] para animais que definham ou ficam deprimidos, doentes, fracos ou magros quando longe de casa.
- [+] para animais que não gostam de sair de férias com os donos.
- [+] para animais que ficam abatidos quando estão sendo transportados de um lugar para o outro.
- [+] para animais perdidos ou resgatados que não conseguem se adaptar a novas acomodações e/ou novos donos.
- [+] para animais que insistem em voltar para o lugar em que viviam antes.
- [+] para animais que definham por sentir falta dos antigos donos, de um dono ou outro animal falecido ou de crianças que saíram de casa para estudar fora.
- [+] para revitalizar animais idosos.
- [+] para fortalecer a saúde depois de doenças graves e para evitar recidivas.

Indicações para o uso:

🐾 Todos os animais que precisam de um novo lar devido à morte dos donos; que se perderam e foram adotados por uma nova família ou passaram a viver num abrigo para animais; que foram resgatados e passaram a ter um novo lar ou cuja história é desconhecida.

🐾 **Gatos** que perdem pêlo e desenvolvem problemas de pele quando sentem falta de casa, dos donos, dos animais com os quais conviviam; que voltam para a casa onde viviam; que são presos dentro de casa depois de já terem acesso a ambientes abertos; que ficam na janela procurando o dono ou esperam a porta abrir.

- **Cães** (como os "greyfriars-bobby") que sentam ao lado do túmulo dos donos e se recusam a sair dali; como o akita que se acostumara a acompanhar o dono toda noite depois do trabalho, da estação de trem até em casa, e que continuou pelo resto da vida a ir à estação toda manhã e tarde, mesmo depois que o dono morreu no trabalho e nunca mais voltou; cães que, todos os dias, esperam na porta ou na janela o dono voltar para casa; cães, especialmente fêmeas, que não comem nem fazem suas necessidades quando estão longe de casa; filhotes que são adotados e levados para seu novo lar.

- **Pôneis** que são vendidos ou doados e sentem falta dos antigos donos e famílias.

- ☺ Honeysuckle é recomendado para donos que fazem constantemente comparações desfavoráveis entre seu animal e o que tinham anteriormente.

- ❀ Pode ser combinado com Walnut para ajudar animais a se adaptar a mudanças de casa ou de dono.

- ❀ Pode ser combinado com Rock Water para ajudar na adaptação ou no ajustamento do animal a novas situações.

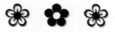

Hornbeam *(Carpinus betulus)*

Trata a fraqueza, a incapacidade para fazer qualquer coisa em virtude de cansaço ou fadiga.

Restitui a vitalidade.

Lista das Essências Florais

- ➕ para animais que não atendem prontamente quando precisam voltar à ativa depois de um período de inatividade.
- ➕ para animais que são obrigados a passar por um período de inatividade.
- ➕ para animais que, depois de uma doença, precisam de algo que os "levante".
- ➕ para animais com doenças cujos sintomas são piores pela manhã, mas que melhoram ao longo do dia.
- ➕ para tratamento de rotina de animais que sofrem de câncer.

Indicações para o uso:

🐾 Todos os animais submetidos semanalmente a mudanças na rotina, como donos que voltam ao trabalho ou para a escola na segunda-feira de manhã, especialmente no caso de animais cujas atividades se concentram no fim de semana; depois de férias ou períodos fora de casa; animais que estão participando de competições em dias sucessivos; para animais que estão sendo submetidos a tarefas difíceis ou que estão doentes.

🐾 **Cães** que têm dificuldade para enfrentar as segundas-feiras de manhã, quando o dono volta para o trabalho; cães de trabalho, como os da polícia ou do exército, depois de longos períodos de trabalho; aqueles obrigados a acompanhar o dono por vários quilômetros em corridas ou caminhadas; que se recuperam de parvovirose e outras doenças debilitantes.

🐾 **Cavalos** que ficam sozinhos a semana inteira depois de trabalhar no fim de semana; que não comem às segundas-feiras de manhã; cavalos de corrida que ficam abatidos depois de se esforçar muito.

✿ Hornbeam, combinado com Olive, é recomendado quando o animal está cansado ou letárgico, especialmente se a razão da apatia é desconhecida.

> **Aviso:** A apatia pode ser um sintoma de doença e convém que os donos consultem um veterinário caso ela persista por vários dias. Nas cadelas, a apatia pode ser o primeiro sinal de doenças no útero como a piometria, especialmente se o animal recusa comida e bebe mais água do que de costume. Nesses casos, a demora para consultar o veterinário pode ser fatal.

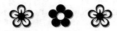

IMPATIENS *(Impatiens glandulifera)*

Trata a impaciência, a irritabilidade e a falta de cooperação.

Restitui a paciência e a calma e promove a cooperação.

- [+] para animais nervosos que estão em treinamento e que parecem ter pressa de aprender e por isso acabam errando.
- [+] para animais que mal podem esperar para sair, entrar, livrar-se da coleira, comer, beber, etc.
- [+] para animais de parelha impacientes.
- [+] para animais hiperativos e inquietos, que não conseguem ganhar peso ou mantê-lo ou que perdem peso facilmente.
- [+] para animais que ficam inquietos se não se ocupam com alguma coisa ou se recebem pouca atenção.
- [+] para aliviar a tensão, antes de um tratamento, de animais nervosos, inquietos e agressivos.
- [+] para aliviar a cãibra muscular.
- [+] para irritações de pele, coceira e eczema.

Lista das Essências Florais

- [+] para síndrome do cólon irritável, indigestão, problemas gastrointestinais, cólicas, vômitos e diarréias aparentemente relacionadas à alimentação.
- [+] para tratamento da dor. (A tensão muscular aumenta a dor.)

Indicações para o uso:

🐾 **Pássaros**, especialmente **papagaios**, que são irritadiços.

🐾 **Cães** que ficam hiperativos e excitados durante o treinamento de obediência ou apresentações; cães de exposição que ficam irrequietos e não cooperam com os tratadores; **galgos** que ficam agitados e agressivos antes das corridas; cães pastores que ficam irritados quando os membros do rebanho não andam rápido o suficiente e que os mordem no calcanhar; cães de tração que ficam impacientes quando os outros não seguem no mesmo ritmo. Cães "insistentes", que pulam em tudo e derrubam o que estiver pela frente. Impatiens também tem sido usado para minorar as dificuldades respiratórias dos **pequineses**.

Tuxworth (1981) descreve o uso bem-sucedido do Impatiens:

> Um amigo que dava aulas de obediência para cães, nos fins de semana, pediu-me um conselho sobre um jovem filhote que estava tumultuando suas sessões de treinamento. Tratava-se de um labrador de oito meses, com uma bela linhagem, inteligente, mas extremamente desastrado e que sempre queria sair à frente dos outros cães. Impatiens foi prescrito como o remédio do seu tipo, para diminuir sua exuberância, e Chestnut Bud para ajudá-lo a aprender a importante lição da disciplina e evitar que cometesse erros repetitivos. Na aula seguinte, num domingo, a transformação foi surpreendente — o filhote, completamente mudado, sentou-se quieto e alerta ao lado de sua jovem dona. Ansioso, ele fez sua marcha, mas sem a impetuosidade de antes, e logo estava pronto para receber seu diploma do curso de iniciantes — provando que de fato tinha a capacidade que o instrutor previra desde o início.

- **Cavalos** que não gostam de ser tocados; que são difíceis de selar porque não ficam quietos ou não deixam que ninguém os domine; que investem contra cercas e cometem erros; cavalos de corrida que disparam no caminho para a linha de partida; cavalos de parelha que não têm paciência com os outros cavalos que não acompanham seu ritmo. Impatiens também tem sido usado com sucesso para facilitar os movimentos de cavalos que sofrem de artrite.

- **Mulas** que não cooperam com as outras quando trabalham em grupo.

- **Animais selvagens** tensos e acuados, quando em cativeiro ou quando pegos em armadilhas.

☺ Impatiens serve também para donos e tratadores que querem resultados imediatos e para veterinários que ficam impacientes com donos que insistem em fazer as mesmas perguntas e não conseguem optar por um tratamento ou decidir se permitem ou não a eutanásia.

Aviso: A irritabilidade dos animais pode ser sinal de dor. Animais que ficam cada vez mais irritados com o passar do tempo podem estar sofrendo de dores crônicas como artrite, displasia nas ancas, doenças degenerativas, doenças nos músculos ou nos ossos ou câncer. Impatiens pode ajudar a reduzir ou eliminar a dor aliviando a tensão muscular, mas não tratará necessariamente do problema físico subjacente, que só poderá ser identificado por meio de exames veterinários.

Lista das Essências Florais

Larch *(Larix decidua)*

Trata a perda da confiança, a hesitação e o medo de falhar.

Restitui a confiança e a disposição para tentar.

- [+] para qualquer situação em que a confiança do animal tenha sido abalada.
- [+] para animais que foram maltratados ou traumatizados por um certo período de tempo.
- [+] para animais que se intimidam com facilidade.
- [+] para animais que precisam ser persuadidos com agrados.
- [+] para animais pouco resistentes à doença.

Indicações para o uso:

- 🐾 Todos os animais que foram resgatados e passaram a viver em abrigos; animais cujos donos ou tratadores eram ou são rudes ou cruéis; animais que ficaram doentes e tiveram que passar algum tempo afastados dos animais com quem conviviam.

- 🐾 **Gatos** que convivem com outros de temperamento muito dominador; animais que começaram a borrifar urina pela casa; gatos que não aceitam mudanças na alimentação; gatos de rua que foram adotados.

- 🐾 **Cães** em competições que perderam a confiança em si e/ou nos treinadores; cães cujos donos não os ensinaram direito e ficam confusos quando tomam aulas de adestramento ou boas maneiras; que se submetem aos outros cães; filhotes.

- 🐾 **Cavalos** que perderam a confiança no cavaleiro; que derrubam cercas ao saltá-las ou não ousam nem tentar saltá-las.

- ☺ Larch é apropriado para donos, tratadores e cavaleiros que perderam a confiança em si mesmos, que têm um desempenho abaixo do esperado ou que não tentam treinar ou adestrar seus animais devido ao medo de falhar.

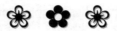

Mimulus *(Mimulus guttatus)*

Trata o medo de coisas conhecidas, a timidez e o acanhamento.

Restitui a coragem.

- ⊞ para animais que sentem medo do frio, do escuro, da água, de sentir dor, de telefones, do tráfego, de tempestades com trovões, de aspiradores de pó, de escadas, de pontes, de banho, de carros, de *trailers*, de rádios, de aviões, de armas, de fogos de artifício, de bandeiras, de espaços fechados, de outros animais, de pessoas, de veterinários, de pessoas vestidas com aventais brancos, de serem escovados, de serem tosados, de cortar as unhas, etc.; que ficaram com medo de insetos depois de serem picados ou do cheiro de fumaça, depois de passarem por um incêndio.

- ⊞ para animais que demonstram nervosismo ficando agitados, andando sem parar, correndo de um lado para o outro, espumando, ganindo, mantendo as orelhas para trás, tremendo, bufando, inflando as narinas, soprando, bafejando, respirando de forma ofegante, suando, demonstrando instabilidade, rigidez, etc.

- ⊞ para tratamento de distúrbios cardíacos.

Indicações para o uso:

🐾 Todos os animais que demonstram medo diante de pessoas, outros animais, objetos, barulhos ou certas circunstâncias.

🐾 **Gatos** que têm medo de andar de carro.

Lista das Essências Florais

- **Cães**, especialmente fêmeas, que costumam desenvolver fobias. Como os animais medrosos tendem a generalizar o medo que sentem, passando a temer quase tudo, eles podem desenvolver muitas fobias ou fobias novas, quando parece que se livraram das antigas. O medo extremo é mais comumente associado às tempestades com trovões e fogos de artifício. Mimulus combina bem com Rock Rose no tratamento de cães que costumam ficar apavorados nas datas em que se costuma soltar fogos, como o ano-novo, por exemplo. Os cães também podem ter medo de andar em veículos motorizados, em trens e aviões. Mimulus dá mais coragem aos cães de exposição, pode ser usado para tratar galgos com medo de participar de corridas e em cães que costumam morder mais por medo do que por agressividade.

- **Cavalos** com medo do escuro, de sombras, de cães, de selas, de chicotes, de porteiras, etc.; cavalos que têm medo de pôr ferraduras ou serem tosados, de viajar, de cruzar pontes, de passar através de aberturas em cercas-vivas ou de qualquer tipo de passagem, etc.; cavalos de corrida com medo da atrelagem, do partidor e do tiro que dá início às corridas; para cavalos cujo cavaleiro é nervoso.

- Mimulus pode ser usado por adultos e crianças que têm medo de animais ou de certa espécie de animal ou por cavaleiros e tratadores nervosos.

Mustard *(Sinapis arvensis)*

Trata a depressão que não tem nenhuma razão aparente.
Restitui a serenidade e acaba com a melancolia.

- [+] para animais que parecem "melancólicos", quando essa melancolia for expressa por meio de falta de vigor e energia, olhos e orelhas baixos, cabeça pendente e aparência desgrenhada.
- [+] para **pássaros** de aparência abatida, como **papagaios**, que arrancam as próprias penas.
- [+] quando os donos ou tratadores sentem que há algo errado com o animal, mas não sabem o que é.
- [+] no caso de doenças que começam repentinamente.

Indicações para o uso:

Este remédio não é muito usado no tratamento de animais porque quase sempre há uma razão, embora possa não ser evidente, para o animal ficar deprimido, e isso precisa ser investigado. A tristeza pode decorrer da perda de um animal com quem ele convivia, da perda do dono ou de um amigo ou da simples convivência com pessoas depressivas ou melancólicas, como no caso do animal que fica deprimido sempre que o dono volta para casa do trabalho e começa a brigar com a mulher. Também já foram registrados casos de animais que são sensíveis ao ambiente em que vivem ou que ficam deprimidos depois de sessões espíritas em casa. Também existem relatos, na literatura veterinária, de animais que reagem ao que acontece com seus companheiros ou donos, mesmo na ausência destes, portanto, as circunstâncias que causam a depressão podem não ser evidentes no ambiente imediato do animal.

O problema também pode estar muito mais no animal do que no ambiente em que ele vive. Pode tratar-se de uma doença física, um desequilíbrio hormonal ou químico ou um câncer. Em casos como esses, Mustard não será o remédio apropriado para tratar o problema subjacente. Tuxworth (1981) conta a história a seguir para exemplificar esse fato e servir de alerta: ele prescreveu Mustard, junto com Wild Rose, para um setter-irlandês de temperamento alegre, mas que, periodicamente, sofria surtos de depressão, com aparente resignação. Não foi notada nenhuma melhora. Os ataques tornaram-se mais freqüentes e o cachorro começou a ficar cada vez mais abatido. Uma necrópsia feita depois da morte do cão revelou um câncer em estágio avançado na coluna, com um grande tumor na base do cérebro. A pressão da massa tumoral tinha causado o desânimo no cachorro e, como Tuxworth observou, "depois que sua 'espinha dorsal' fora destruída, não admira que ele tenha perdido a vontade de continuar lutando". **Portanto, é sempre necessário consultar o veterinário quando o animal mostrar sinais de depressão sem nenhuma relação aparente com o ambiente em que vive ou com fatores circunstanciais.**

☺ Mustard, não obstante, serve para tratar donos e tratadores de animais que estejam com depressão.

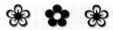

O**AK**   *(Quercus robur)*

Trata o estoicismo e a falta de resiliência e de robustez em animais normalmente fortes e corajosos.

Restitui a capacidade de resiliência, a robustez, a força e o vigor.

- ⊞ para animais que lutam para sobreviver.
- ⊞ para animais normalmente fortes e corajosos que não parecem mais capazes de lutar contra uma doença ou contra uma adversidade.
- ⊞ para animais que trabalham demais, que estão exaustos ou esgotados.
- ⊞ para animais que não costumam reclamar, nem desistir; que ignoram os impulsos naturais para descansar e continuam se empenhando mesmo exaustos, doentes, velhos ou fracos.
- ⊞ para animais que escondem o cansaço ou a fraqueza.
- ⊞ para animais e pássaros que precisam estar sempre ocupados com alguma coisa e demonstram comportamentos obsessivos.

+ para animais que estão há muito tempo doentes, que lutam com uma doença atrás da outra e estão resistindo.

+ para animais doentes que precisam de força, especialmente aqueles que costumavam ser fortes e estão lutando contra uma doença grave como o câncer, mas demonstram cansaço ou lutam para ficar de pé e andar, apesar da deterioração na espinha (miopatia degenerativa).

Indicações para o uso:

🐾 Todos os animais que percorrem grandes distâncias para se juntar aos donos.

🐾 **Pássaros**, como os **papagaios**, que passam o dia todo tentando roer um galho ou o poleiro. Oak também provou ser eficaz, quando combinado com Olive, no tratamento de pássaros marinhos envenenados ou exaustos devido à poluição das águas ou a derramamentos de óleo.

🐾 **Gatos** que lutam contra grande adversidade ou sofrimento, como no caso de um gato que se recuperou totalmente depois de ser jogado numa fogueira e sofrer graves queimaduras; gatas que estão constantemente no cio; aqueles que continuam vivendo mesmo com um grave problema cardíaco.

🐾 **Cães** que correm até cair de exaustão, como os **salukis** e outras raças de corrida, que perseguem a presa por horas a fio; que continuam a correr embora tenham sofrido ferimentos como ruptura de ligamentos importantes, dilaceramento de músculos ou fraturas; cães domésticos que, mesmo com membros fraturados, dirigem-se para a porta quando a campainha toca; cachorros idosos que continuam a "fingir interesse" quando os donos insistem em mandá-los fazer gracinhas ou participar de exposições ou competições; cães de andarilhos ou de mendigos, que vivem em condições precárias e ficam expostos às intempéries; raças de cães pastores, como a anatolian, que trabalham ao ar livre e sob qualquer condição climática; cães de estimação que ficaram na chuva e não encontraram abrigo, enquanto observavam os donos trabalhar ou cuidar do jardim, e cães de trabalho ou de competições esportivas, que precisam de uma dose extra de vigor e robustez.

🐾 **Cavalos** que montam guarda enquanto os outros procuram abrigo; que trabalham duro embora sejam idosos, tenham alguma enfermidade ou estejam exaustos; que continuam saltando embora tenham problemas nas pernas.

🐾 **Roedores,** como **hamsters** e **camundongos,** que se distraem correndo na roda e continuam a correr embora estejam exaustos.

☺ ✿ Oak combina bem com Olive nos casos de doença e exaustão. Pode ser útil tanto para os animais quanto para os donos, quando estes se recusam a desistir de procurar um tratamento eficaz para seu animal de estimação, que sofre de uma doença debilitante ou em fase terminal, quando muitos tratamentos alternativos já foram tentados.

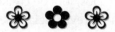

OLIVE *(Olea europaea)*

Trata a exaustão física ou mental absoluta e a fadiga.

Restitui a força e a capacidade de regeneração.

➕ para animais fracos, doentes e exaustos mental e fisicamente.

➕ para animais com anemia.

➕ para animais exaustos depois de terem convulsões.

➕ para animais que dormem muito depois de uma longa doença.

➕ para animais que saem da hibernação.

➕ para recuperação pós-operatória e para convalescença.

- para animais que sofrem de doenças longas e estressantes como a cinomose, por exemplo.
- para animais frágeis e sem forças ao nascer.
- para revitalização de animais geriátricos.
- para animais que estão competindo há vários dias.
- para animais perdidos na rua e deixados à própria sorte.

Indicações para o uso:

Pássaros, especialmente **marinhos**, exaustos depois de tempestades, vendavais, condições climáticas extremas, envenenamento por derramamento de óleo e poluição; pombos de corrida perdidos ou pousados no chão durante ou depois de vôos de longas distâncias.

Gatos perdidos há dias ou semanas sob tábuas de assoalho, escombros de terremotos, no compartimento de cargas de um avião, em casas ou edifícios trancados, fora de casa ou de abrigos; gatos de rua esgotados na luta pela sobrevivência; que sofrem de leucemia felina ou que foram feridos em brigas.

Cães no final de uma longa estação de caça ou que passaram vários dias participando de operações de busca ou salvamento; cães de competição no final de uma longa e extenuante temporada ou depois de muitos dias competindo; cães perdidos há vários dias. Para evitar cansaço, a essência Olive pode ser diluída no recipiente de água do animal, antes do trabalho ou da competição.

Porcos-espinhos que saem do período de hibernação (combinado com Water Violet).

Cavalos antes e depois de caçadas, concursos, corridas ou saltos.

Tartarugas saindo da hibernação (combinado com Water Violet).

☺ Devido às propriedades tônicas do Olive, um veterinário o comparou à vitamina C. Trata-se de um valioso apoio para donos e tratadores de animais, além de ser um excelente "tônico" para competidores

Lista das Essências Florais

que têm de enfrentar uma longa viagem de volta para casa, depois de um longo dia ou dias sucessivos competindo, caçando ou trabalhando; para donos, tratadores e veterinários que passaram a noite sem dormir tratando de animais doentes ou em trabalho de parto; para donos e funcionários de fazendas de criação de ovelhas e pastores de ovelhas, durante a estação em que nascem os filhotes; para donos esgotados por ter de cuidar de animais com doenças prolongadas como o câncer.

✿ Olive combina bem com Hornbeam.

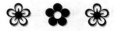

PINE *(Pinus sylvestris)*

Trata a culpa e o arrependimento.

Restitui a atitude positiva.

A questão sobre a possibilidade de os animais terem ou não sentimentos de culpa continua aberta à discussão. Muitas pessoas acreditam que eles tenham esses sentimentos e afirmam que seus animais de estimação demonstram um ar culpado quando roubam comida, fazem bagunça, são destrutivos ou agressivos ou, no caso de cavalos, derrubam-nos da sela. Alguns animais demonstram a culpa que sentem tentando encobrir o que fizeram de errado. O mais provável é que a aparência e o comportamento do animal expressem submissão e medo mais pelo fato de ele prever o castigo do que por sentir algum tipo de culpa. Pode ser mais apropriado, portanto, considerar esse comportamento mais apologético do que motivado por sentimento de culpa.

☺ Os animais podem refletir os sentimentos de culpa dos donos e Pine é o remédio ideal para as pessoas que acham que não fizeram o suficiente por seus animais de estimação e se culpam por não terem notado sinais que indicavam a doença, por não terem tomado uma providência rápido o suficiente, por não terem tomado a decisão certa ou por outros erros do mesmo tipo.

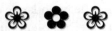

R<small>ED</small> CHESTNUT *(Aesculus carnea)*

Trata o medo e a preocupação excessivos com relação a outros animais ou pessoas e o comportamento superprotetor.

Restitui a confiança nos outros e acalma em situações de emergência.

- para animais muito preocupados com os filhotes ou com os filhos do dono.
- para animais que demonstram dedicação exagerada, prolongam seus cuidados maternais além do necessário ou custam a desmamar os filhotes.
- para animais superprotetores com relação ao dono ou que demonstram preocupação excessiva com ele.
- para fêmeas que não deixam ninguém chegar perto dos filhotes.
- para fêmeas que estão prestes a se separar dos filhotes temporária ou definitivamente.

Indicação para uso:

- **Gatas** que estão constantemente procurando novos esconderijos para os filhotes.
- **Vacas** que não deixam ninguém chegar perto dos bezerros.
- **Cães** apreensivos, preocupados com os donos ou com outros animais com quem convivem; fêmeas cujos filhotes foram afastados

Lista das Essências Florais

definitivamente ou para fazer tratamento veterinário ou para remover o ergot ou quinto dedo.

🕷 **Cavalos** ansiosos por companhia depois de passar por um acontecimento traumático como um incêndio, por exemplo.

✿☺ Red Chestnut é normalmente combinado com outros remédios, como Aspen e Mimulus principalmente, para tratar o medo e a ansiedade. Os animais costumam refletir as preocupações e angústias dos donos, o que pode deixá-los neuróticos. Red Chestnut é, portanto, o remédio apropriado para tratar donos ansiosos e hipocondríacos.

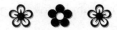

R<small>OCK</small> R<small>OSE</small> *(Helianthemum nummularium)*

Trata o medo e o pânico extremos e o terror absoluto.

Restitui a coragem, a bravura e a calma.

➕ para o pânico e o terror, quando o animal parece frio ao ser tocado, está tremendo e dá sinais de medo extremo.

➕ para situações em que o terror do animal representa um perigo para ele e para outros animais ou pessoas.

➕ para agorafobia, quando o animal fica apavorado quando sai de casa.

➕ para qualquer tipo de situação que cause comportamento extremo de fuga, como nas ocasiões em que o animal morde, dá coices em portas de aço, dobradiças, cercas fechadas com correntes, etc.

➕ em situações que exigem tratamento de emergência, quando a única alternativa é sedar o animal.

➕ para insolação com tontura ou inconsciência.

Indicações para o uso:

🐾 Todos os animais e **pássaros** que testemunharam outros aterrorizados, pois, nos animais, o terror é contagioso. Rock Rose deve ser administrado nos animais que estão aterrorizados e naqueles que presenciaram o terror dos outros. Esse remédio pode ser borrifado sobre o animal caso ele esteja num local fora de alcance ou não haja condições de manipulá-lo.

🐾 **Gatos** que demonstram seu terror arqueando as costas, arrepiando o pêlo, sibilando, etc. Rock Rose também tem sido usado com sucesso no tratamento de gatos envenenados por ingestão de inseticidas organofosforados, que causam lapsos alternados de brandura e frenesi.

🐾 **Cavalos** que entram em pânico com facilidade, colocando eles próprios e os outros em perigo ao empinar e/ou cair. Rock Rose provou sua eficácia quando usado em cavalos que precisam passar por tratamento dentário. É um dos principais remédios para uso em cavalos, assim como Aspen e Mimulus.

🐾 **Aves domésticas** aterrorizadas por raposas, furões, lobos ou outros predadores.

🐾 Os **animais selvagens** e os **pássaros** podem literalmente morrer de pavor, portanto, Rock Rose deve ser administrado quando eles são capturados, enjaulados, engaiolados, manipulados e domesticados.

🐾 Rock Rose é o remédio específico para o terror.

ROCK WATER

Água mineral ou de poço, conhecida por ter poder de cura.

Trata a rigidez, a severidade e a repressão.

Lista das Essências Florais

Restitui a flexibilidade, a espontaneidade, a maleabilidade e a doçura.

- [+] para todos os tipos de inflexibilidade — física, mental e de comportamento; rigidez física e teimosia; problemas de adestramento ou treinamento; problemas de aprendizagem; compulsividade, como o comportamento territorialista, por exemplo.

- [+] para a falta de adaptabilidade e *stress* relacionados com mudanças na rotina.

- [+] para a falta de flexibilidade física, maleabilidade e moderação.

- [+] para o comportamento dominador.

- [+] para o comportamento hipocondríaco.

- [+] para o comportamento de autonegação, quando o animal é negligente consigo mesmo, como no caso de fêmeas que deixam de atender às próprias necessidades para atender às dos filhotes.

- [+] para a teimosia.

- [+] para distúrbios artríticos.

Indicações para o uso:

🐾 Todos os animais e **pássaros** que demonstram inflexibilidade física ou de comportamento, dificuldade de aprendizagem, pouca capacidade para se adaptar a mudanças na rotina ou no *status*, teimosia, rigidez e comportamento territorialista compulsivo.

🐾 **Gatos**, especialmente os **orientais** e os **persas**, estressados com mudanças na rotina e que reagem urinando, borrifando urina pela casa, arranhando e mordendo; que ficam estressados se o dono volta para casa mais tarde do que de costume ou quando chega alguma visita; que se recusam a comer de outra vasilha que não seja a deles; que só comem determinados tipos de comida; que só usam uma bandeja sanitária específica ou um tipo de areia sanitária; **siameses** e outras raças **orientais** que apresentam reações hipocondríacas exorbitantes (geralmente da mesma forma que o dono) a qualquer doença ou mal-estar — desistindo de viver ou recusando-se a comer.

🕷 **Cães** que insistem em dar suas caminhadas diárias no mesmo horário todos os dias, independentemente de suas condições de saúde ou das condições do tempo; que são difíceis de adestrar ou demoram a aprender novos truques, que não obedecem a comandos nem os ouvem; que só comem determinados alimentos ou só usam uma vasilha específica; que se recusam a usar coleira ou guia.

🕷 **Cavalos** que são mais flexíveis de um lado do que de outro ou que apresentam comportamento hipocondríaco ou teimosia.

☺ É particularmente útil para donos que são duros consigo mesmos e com seus animais, que se acostumam a uma rotina ou disciplina rígida e restrita e esperam que o animal se comporte de determinada maneira ou de acordo com certos padrões. John, um empresário de 45 anos, era um desses casos. Ele costumava correr muitos quilômetros toda noite com Sam, seu mestiço de labrador e dinamarquês. Às vezes ele era avistado com uma das pernas enfaixada, levando pela coleira seu relutante cachorro. Embora fosse constantemente alertado pelos amigos e vizinhos de que esse comportamento obsessivo poderia ser nocivo tanto para ele quanto para o animal, John nunca desistia. Quando lhe perguntavam por que ele exigia tanto de si mesmo, John dizia que, se não mantivesse uma disciplina tão espartana, se sentiria culpado por comer tanto durante os finais de semana. O comportamento era, portanto, um ciclo obsessivo-compulsivo de indulgência excessiva seguida de autonegação. John recusava-se a ouvir aqueles que lhe aconselhavam moderação. Ele sofreu um grave ataque cardíaco e morreu enquanto corria num fim de semana. Sam ainda viveu vários anos, durante os quais não demonstrou inclinação para fazer nenhum tipo de exercício, preferindo em vez disso cochilar em frente à lareira.

☺ Rock Water é também útil para donos, especialmente os que participam de competições, que exigem o máximo de si mesmos e dos animais, visando sempre a vitória, e para aqueles que deixam os animais estressados por obrigá-los a acompanhá-los numa disciplina rígida, de estilo militar, ou em hábitos relativos ao estilo de vida, como exercícios físicos ou dieta. Jack, por exemplo, era um vegetariano fanático que dava a Max, seu cão boxer, uma alimentação à base de frutas e castanhas. Jack recusava-se a aceitar que essa alimentação não era apropriada para seu cão. Max, por sua vez, magro de dar pena mas saudável, vivia implorando por comida ou roubando-a, além de dar freqüentemente suas escapadas para se regalar em qualquer lata de lixo, para desgosto do dono.

✿ Rock Water pode ser combinado com Rock Rose quando o animal demonstra medo intenso por ter sido castigado por sua teimosia.

✿ ☺ Rock Rose também pode ser combinado com Beech quando o temperamento dominador ou a agressividade do animal (ou do dono) é uma característica do seu comportamento.

✿ Rock Water combina bem com Oak quando o animal demonstra tendências compulsivas, como a insistência em sair independentemente das condições do tempo ou em percorrer a mesma distância toda vez que sai para se exercitar, o que pode diminuir sua força e robustez.

✿ De modo parecido, Rock Water pode ser combinado com Olive se o animal demonstra exaustão como resultado desse tipo de comportamento.

✿ Pode ser usado com Walnut para ajudar o animal a se adaptar às mudanças da vida.

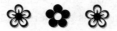

Scleranthus *(Scleranthus annuus)*

Trata a incerteza e o desequilíbrio.

Restitui a estabilidade e o equilíbrio.

Remédios Florais de Bach para Animais

- [+] para animais de temperamento instável, às vezes descritos pelos donos como "esquizofrênico", humor que apresentam oscilação e um comportamento que alterna entre extremos; que são extrovertidos por algum tempo e depois se retraem, são amigáveis e depois agressivos, obedientes num dia e desobedientes no outro, às vezes com um apetite voraz, às vezes recusando todo tipo de comida.

- [+] para animais que sofrem de doenças com sintomas pouco definidos ou que mudam constantemente, como nos casos em que apresentam constipação e depois diarréia, anorexia e apetite irrefreável, flutuações na temperatura, sintomas que melhoram e pioram, padrões alternantes de recuperação e recidiva.

- [+] para animais que parecem confusos ou desorientados e que às vezes parecem indecisos quanto ao que fazer.

- [+] para animais que têm problemas psicomotores em que é preciso que recuperem o equilíbrio.

- [+] para animais com problemas auditivos, perda do equilíbrio e/ou vertigem.

- [+] para animais que enjoam quando andam de carro.

- [+] para desequilíbrios hormonais.

Indicações para o uso:

Pássaros, inclusive aves domésticas que andam soltas e cujas asas foram cortadas, para evitar que se desequilibrem ou pendam para um lado ao andarem; para as que feriram as asas. Tuxworth (1981) conta a recuperação surpreendente de um jovem *currawong* selvagem, uma ave canora australiana parecida com o corvo (gênero *Strepera*) também conhecida como Bell Magpie. Ela sofrera danos graves nas penas da sua asa direita e, no mesmo acidente, ferira o pé esquerdo, que ficara grotescamente retorcido. A ave praticamente já não podia mais voar, pois só conseguia mexer uma parte da asa. Confinado num aviário, o pássaro ignorava a comida que lhe ofere-

Lista das Essências Florais

ciam. Para evitar que precisasse ser manipulado desnecessariamente, Scleranthus foi colocado na água para ajudá-lo a recuperar o equilíbrio, junto com o Rescue Remedy (ver pág. 111) para o trauma e a desorientação que demonstrava. Dentro de uma semana, as garras do *currawong* estavam fortes o suficiente para agarrar o poleiro e o pássaro já dava alguns passos hesitantes dentro da gaiola. Logo ele estava batendo as asas no ar com força e equilíbrio renovados. Passada mais uma semana, ambas as asas e o pé estavam se recuperando muito bem e, portanto, a porta do aviário foi deixada aberta. O pássaro pôde voar para a liberdade quando se sentiu pronto para isso.

- **Cães** de temperamento instável que às vezes brincam com uma criança, por exemplo, e às vezes tentam mordê-la, ou que querem sair e entrar em seguida; que ficam confusos depois da morte do dono; fêmeas que mudam de temperamento e comportamento durante a época de acasalamento ou logo depois, ou durante gravidez psicológica. Scleranthus também pode beneficiar cães diabéticos que tomem insulina para estabilizar os níveis de glicose.

- **Cavalos** cujo comportamento não segue um padrão, que num dia fazem tudo o que mandam e no outro recusam-se a fazer qualquer coisa.

- **Porcas** com desequilíbrio hormonal e que atacam ferozmente os leitões.

- Scleranthus combina bem com Walnut no tratamento de animais que, num momento, parecem estar "às portas da morte" e noutro, parecem cheios de vida.

- Também é útil para amenizar os altos e baixos emocionais dos donos que se preocupam com um animal de estimação doente ou em estado terminal, e também para donos que não conseguem se decidir se um animal doente ou idoso deve ou não sofrer eutanásia.

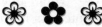

Star of Bethlehem *(Ornithogalum umbellatum)*

Trata todas as formas de choque mental, emocional ou físico.

Restitui a calma no nível físico, emocional e mental.

- para choques causados por acidentes, acontecimentos traumáticos e tristeza pela morte do dono ou de outros animais.
- para traumas prolongados como crueldade e fome. (Em casos como esse o remédio pode ser ministrado repetidamente por algum tempo.)
- para choques associados à dor ou ao sofrimento intensos.
- para o trauma do nascimento.
- para entorpecimento devido ao frio extremo.
- para choques e traumas devido a envenenamento.
- para alergias e outros problemas físicos, como diabete, desencadeados originalmente por choques ou traumas.
- depois de anestesia e no pós-operatório, quando a cirurgia representa um choque para o organismo.

Indicações para o uso:

- Todos os animais que se envolveram em acidentes de trânsito, incêndios ou desastres; que ficaram traumatizados com armas de fogo, bombas, etc.; que foram pegos em armadilhas ou laços. Fêmeas que perderam os filhotes logo depois do nascimento.
- **Pássaros** atordoados depois de se chocar contra vidraças ou carros. Star of Bethlehem foi usado com sucesso para tratar um pássaro cuja crista foi parcialmente arrancada por uma raposa.
- **Cavalos** enquanto estão sendo amansados e para aqueles traumatizados por treinamento para rodeios, touradas, etc.

Lista das Essências Florais

🐾 **Animais selvagens** e **pássaros** capturados, mantidos em cativeiro, manipulados ou submetidos a tratamento veterinário.

☺ Star of Bethlehem pode ser aplicado nas têmporas, no nariz, nas gengivas e na boca de animais inconscientes, para interromper o trauma e desencadear imediatamente o processo de cura. Também é recomendado para donos de animais e tratadores que passaram por algum trauma ou choque.

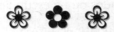

SWEET CHESTNUT *(Castanea sativa)*

Trata a angústia mental extrema.

Restitui a perseverança e a resistência mesmo em meio à aflição.

- ➕ para animais que chegaram ao limite da sua resistência física ou mental e perderam totalmente as forças.

- ➕ para animais com um longo histórico de sofrimento mental ou físico causado por circunstâncias terrivelmente adversas, crueldade, maus-tratos ou negligência; para aqueles cujas condições físicas parecem irreversíveis, depois de uma longa doença debilitante.

- ➕ para animais que foram fatigados ou passaram fome quase a ponto de morrer.

- ➕ para animais que, depois de separados do dono, recusam-se a comer a ponto de quase morrer.

- ➕ para animais em cativeiro.

- ➕ em casos de automutilação.

- ➕ para animais que têm dificuldade para dar à luz.

- ➕ para animais que sofrem de timpanismo ou cólica.

- para animais que sofrem de graves doenças crônicas e sérios distúrbios psicológicos.

Indicações para o uso:

- Todos os animais resgatados de circunstâncias terrivelmente adversas, incluindo laboratórios e fazendas onde se pratica a vivissecção.
- **Bezerros** confinados ou mantidos em condições equivalentes (ou seja, com os pés amarrados ou na escuridão total).
- **Gatos** que se coçam a ponto de provocar feridas, devido a problemas de ouvido e/ou de pele.
- **Cães** que se coçam tanto a ponto de provocar feridas, devido a problemas de ouvido e/ou de pele; cães que sofrem de timpanismo.
- **Cavalos** que sofrem de cólica.
- **Pôneis** que trabalham em minas até o limite de suas forças.
- **Animais selvagens** colocados repentinamente em cativeiro.
- Sweet Chestnut é geralmente administrado em conjunto com outros remédios como Olive, que ajuda a aumentar a resistência. No tratamento de doenças de pele, ele pode ser aplicado topicamente em forma de *spray* ou loção.

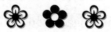

V ERVAIN *(Verbena officinalis)*

Trata o entusiasmo ou o esforço excessivos e a impulsividade.

Restitui o comedimento e a moderação.

- para animais muito agitados, ansiosos e impacientes, que parecem "ligados na tomada" ou estão sempre "com a corda toda" e não con-

Lista das Essências Florais

seguem relaxar; aqueles que excedem os limites, vivem em estado de alerta e têm dores musculares.

- [+] para animais que não se exercitam o suficiente, que estão sempre ocupados com alguma coisa e são hiperativos.
- [+] para animais exuberantes e excessivamente insistentes, que estão sempre derrubando as pessoas.
- [+] para a hiperatividade.
- [+] para problemas nervosos.
- [+] para lidar com animais que apresentam fraturas.

Indicações para o uso:

🐾 **Gatos** que estão sempre tensos e agitados, que não param de perambular por todo lugar e nunca ficam quietos.

🐾 **Cães** que são tão cheios de energia que é difícil controlá-los, que estão sempre ocupados fazendo alguma coisa, que puxam a guia e a mantêm sempre esticada — assim como costumam fazer os cães da raça **terrier**, **springer-spaniel** e **border-collie** — e para lidar com cães que precisam ser confinados ou ficar quietos para se recuperar de rupturas em ligamentos importantes.

🐾 **Cavalos** que parecem "ter molas nos pés", que são muito tensos e não conseguem relaxar nunca. Esse tipo de cavalo pode sofrer de tensão e rigidez porque seus músculos não relaxam.

✿ Vervain combina bem com Chestnut Bud, no tratamento de comportamentos compulsivos.

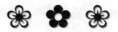

VINE *(Vitis vinifera)*

Trata o temperamento dominador, intimidador e territorialista.

Traz à tona as qualidades positivas de liderança de líderes natos.

➕ para animais que agem com agressividade para estabelecer o domínio do seu território sobre outros animais ou sobre as pessoas.

➕ para animais dominadores que parecem cruéis e implacáveis com os outros animais ou com as pessoas, intimidando-os e assustando-os.

Indicações para o uso:

🐾 Todos os animais que defendem seu território, mantendo outros animais afastados ou os donos fora da cama, do carro, do sofá, etc. ou não permitindo que cheguem perto da sua comida ou que tirem comida ou brinquedos deles.

🐾 **Gatos** que demonstram agressividade com os outros gatos ou animais, com seus donos ou outros seres humanos, para se defender ou defender seu território, ou quando estão brincando.

Borchelt e Voith (1982, páginas 673-681) indicam que:

O comportamento agressivo nos gatos é a segunda maior queixa dos donos de gatos, com relação ao comportamento de seus animais de estimação. As posturas faciais e corporais e o contexto em que ocorrem as agressões proporcionam informações nas quais se baseia o diagnóstico. Às vezes, o comportamento agressivo pode começar por uma determinada razão e ser mantido por outra. Às vezes, não é fácil determinar as posturas faciais e corporais do gato, pois elas são muito rápidas. Outras vezes, o gato alterna rapidamente entre aproximação, ataque, defesa e uma variedade de posturas sobrepostas.

Sendo assim, a observação cuidadosa do momento e das circunstâncias em que ocorre o comportamento do gato pode ser imprescindível para um diagnóstico apurado e para a prescrição do remédio correto.

❀ Também pode ser útil, em conjunto com Crab Apple, no tratamento da constipação.

🐾 **Cães** com problemas de comportamento que envolvam dominação, temperamento superprotetor, territorialismo e intolerância a outros animais.

No seu relatório anual (1994), a Association of Pet Behaviour Counsellors identificou os dois problemas de comportamento atualmente mais comuns nos cães: a agressividade contra pessoas e a agressividade contra outros cães. Esses problemas são mais comuns entre os machos. Os principais sintomas da agressividade contra pessoas incluem o temperamento dominador (impedindo que os donos se deitem na cama, por exemplo) e territorialista (defendendo uma poltrona predileta, a própria cama ou a vasilha de comida, por exemplo) ou o superprotetor (defendendo, por exemplo, a família e a casa; latindo para o carteiro; não permitindo visitas (de seres humanos ou animais) na propriedade do dono; não aceitando animais ou pessoas novas em casa, como o cônjuge do dono, um(a) namorado(a) ou bebê).

Os cães dominadores podem ficar, literalmente, entre o dono e os amigos dele. A vida amorosa ficou mais difícil para o dono de um **saluki** que insistia em se sentar entre ele e a namorada e rosnava à menor tentativa de contato ou intimidade entre eles. O cão continuou se colocando entre eles depois que se casaram e nunca aceitou a esposa do dono.

Se reprimido à força, o cão dominador pode ficar estressado e ainda mais agressivo. Esses comportamentos podem ser tratados com Vine, mas precisam ser diferenciados da agressão baseada no medo, que acontece quando o cão morde por temer certas circunstâncias, como nas ocasiões em que se vê diante de homens barbados ou pessoas usando chapéus ou capacetes, e em geral quando se vêem acuados. Esse tipo de agressão também pode ser tratado com Mimulus.

A agressão contra pessoas costuma aumentar nos meses de verão e no Natal, quando os cães em geral têm mais contato com as pessoas; durante as férias escolares ou quando a família e os amigos fazem visitas nas festas de fim de ano. As visitas do carteiro também são mais freqüentes no Natal.

A agressão contra outros cães ocorre por várias razões — por exemplo, numa competição por uma posição hierárquica mais elevada dentro de casa ou num canil, devido ao medo ou ao ataque de outros animais na rua. As agressões ocorridas dentro de casa atingem o ápice nos meses de inverno, quando os cães tendem a ficar dentro de ambientes fechados; enquanto as agressões fora de casa, ao lado das agressões com base no medo, atingem o ápice nos meses de primavera, quando os cães saem mais para passear na rua. Os cães dominadores e supostamente dominadores podem manter um subordinado sob seu domínio ameaçando mordê-lo no pescoço, agarrar seu focinho ou investindo contra ele. O comportamento desses animais tende a ser confrontativo, enquanto os cães basicamente medrosos apresentam um comportamento de evitação e só abocanham ou mordem quando não conseguem evitar o confronto. Vine é apropriado para o primeiro caso e Mimulus para o segundo.

O dr. John Bradshaw, da University of Southampton (1995), enfatiza, entretanto, que, embora os behavioristas costumem dizer que o comportamento dominador é a causa da maior parte dos problemas de comportamento no cão, esse não é necessariamente o caso dos cães dominadores que sempre mostram agressividade. O cão que é dominador com relação a uma pessoa ou a um outro cachorro pode ser completamente submisso a outro de sua espécie, pode ser dominador em algumas circunstâncias, mas absolutamente submisso em outras. O comportamento dominador ou submisso depende tanto do dono quanto do cachorro. Além disso, numa matilha de cães, é muito comum que a ordem de dominação mude e às vezes volte a ser como antes. Isso em geral acontece numa ninhada de filhotes, em que a hierarquia muda mais de uma vez à medida que crescem.

Para determinar o remédio mais apropriado para o animal que apresenta comportamento dominador, é preciso identificar as circunstâncias e os estímulos que levam à agressão.

Lista das Essências Florais

As perguntas a seguir podem ajudar a identificar e isolar o estímulo que desencadeia o problema em qualquer tipo de situação:

Quem ou que animal foi ameaçado pelo cão?

Onde e quando o incidente ou incidentes ocorreram?

Quem ou quais animais estavam presentes?

Onde estava o cão com relação às pessoas ou animais presentes? (Por exemplo, estava entre o dono e a pessoa que foi ameaçada? Manteve contato corporal com o dono enquanto ameaçava?)

Qual foi a reação do dono? (O dono afagou o cão ou falou com ele num tom de voz suave, na tentativa de acalmá-lo e, portanto, acabou sem querer reforçando seu comportamento agressivo?) Como o dono interpreta o comportamento agressivo? (Ele acha que o cão o está protegendo ao ameaçar estranhos, protegendo a si mesmo ou tentando se impor?)

Um histórico completo e detalhado deve revelar qual reação original foi generalizada e possibilitar um prognóstico do comportamento agressivo anteriormente imprevisível, por meio da identificação dos sinais sutis que antes não eram reconhecidos pelo dono do cão e que podem indicar o ataque iminente. O remédio apropriado então se revela por si mesmo. Quando a dominação justifica a agressão, questões relacionadas à posição hierárquica e ao território devem ser identificadas. Nesses casos, Vine é o remédio mais apropriado, em oposição a Beech, indicado para os casos em que nenhuma dessas questões têm relação com o comportamento agressivo. Mimulus é indicado para as agressões baseadas no medo.

> **Aviso**: É bom lembrar, entretanto, que em alguns animais a agressividade pode ser causada por uma doença no sistema nervoso central, por tumores e lesões na parte anterior do cérebro ou por outras doenças graves. Portanto, é preciso consultar um veterinário antes de tratar com florais um animal agressivo.
> Além disso, mesmo que, fisicamente, não haja nada que explique o comportamento agressivo, o tratamento com Vine ou outra essência

floral não garante que os animais não voltem a ser agressivos. Por isso, os donos e tratadores devem ficar alertas para essa possibilidade.

☺ Vine é o remédio mais apropriado para donos dominadores e tirânicos e para os "machões", que estimulam comportamentos semelhantes em seus animais.

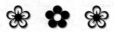

Walnut *(Juglans regia)*

Trata as dificuldades de adaptação a circunstâncias novas.

Estimula a capacidade de se adaptar à mudança.

- para confusão, aflição e/ou distúrbios de comportamento associados a períodos de transição na vida, a um novo ambiente, a mudanças no estilo de vida, a mudanças na rotina ou na alimentação ou a mudanças no clima emocional da casa em que o animal vive.

- para fêmeas que estão em época de acasalar ou no cio, especialmente se for a primeira vez.

- durante a gravidez.

- depois da castração.

- quando estão nascendo os dentes ou quando os filhotes estão sendo desmamados.

- para grandes mudanças no estilo de vida, como nos casos de pessoas estranhas que passam a conviver com o animal, quando nasce uma criança, ou quando há separações devido a um divórcio, por exemplo, ou a morte de um dono ou de um membro da família.

- para animais que passam a ter donos diferentes ou cujos donos mudaram de residência (ou quando ocorrem grandes mudanças no

Lista das Essências Florais

ambiente em que vive o animal, como a troca da mobília ou dos tapetes).

- [+] para animais submetidos a longas viagens ou exportação.
- [+] para animais que perderam um olho ou um membro do corpo ou alguma função física como a visão ou a audição.
- [+] para o tratamento de doenças eruptivas da pele em animais que desenvolvem alergias devido a mudanças na alimentação ou no ambiente.
- [+] para animais hospitalizados por longos períodos.
- [+] antes e depois de anestesias.
- [+] antes da eutanásia.

Indicações para o uso:

Pássaros, especialmente machos, que chocam ovos pela primeira vez.

Gatos que são obrigados a deixar de usar bandejas sanitárias dentro de casa para fazer suas necessidades fisiológicas do lado de fora; que estão atingindo a maturidade sexual e começam a borrifar urina dentro de casa; gatos idosos que ficam surdos. Quando os gatos passam a fazer suas necessidades no lugar errado ou a borrifar urina pela casa, isso pode ser causado por mudanças na rotina, no estilo de vida do animal ou no clima emocional da casa.

Cães que ficam agressivos com um dos donos depois que o outro morreu; filhotes e cães idosos quando mudam de casa ou de donos; cães geriátricos que ficam cegos devido ao glaucoma, à catarata ou a outra doença ou que ficam surdos.

Cavalos que estão sendo domados, transportados para acasalar, transferidos para um ambiente novo ou mudando de dono. Walnut tem sido usado com sucesso (aplicado na cavidade macia sob a perna dianteira) para eliminar o hábito do cavalo de empinar ou corcovear.

Remédios Florais de Bach para Animais

- ❀ Walnut combina bem com Honeysuckle para os casos em que é preciso romper os vínculos com o passado.

- ☺ Também pode ser útil para donos cujos animais estão prestes a sofrer eutanásia. Nesses casos, essa essência os ajuda a superar a perda do animal. Muitos veterinários também a consideram útil para o animal que sofrerá a eutanásia, por facilitar sua transição.

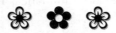

WATER VIOLET *(Hottonia palustris)*

Trata o comportamento arredio e a reserva.

Deixa o animal mais sociável.

- ➕ para animais que tendem a evitar o contato com os outros ou com os donos, especialmente quando doentes, e com aqueles com os quais é difícil estabelecer um contato verdadeiro.

- ➕ para animais que parecem preferir ficar sozinhos ou mantêm distância dos outros.

- ➕ para animais que aparentam indiferença ao que está acontecendo em torno deles.

- ➕ para remoção de corpos estranhos dos olhos, dos ouvidos, da pele, etc.

Indicações para o uso:

🐾 O temperamento reservado e arredio pode ser característico de certas raças, especialmente aquelas que têm instinto de caça ou foram treinadas para isso. Os donos de animais independentes e confiantes podem suspeitar que eles tenham problemas de audição, pois nem sempre reagem a aproximações ou a comandos. Quando esse comportamento é extremo ou está presente em raças que não costumam ser arredias ou reservadas, Water Violet pode ajudar a amenizá-lo.

- **Gatos** que costumam ser arredios, especialmente os orientais. A administração de Water Violet para gatos doentes parece ajudar a aumentar sua força interior e capacidade de cura. Também é útil nos casos em que é preciso lidar com gatos selvagens ou semi-selvagens, torná-los mais sociáveis ou submetê-los a tratamento.

- **Cães,** como os **afghan-hounds** e **salukis**, que não dão ouvidos às ordens do dono quando começam a correr atrás de algo e costumam ser injustamente considerados pouco inteligentes por agir de acordo com seus instintos. O temperamento arredio e reservado é uma característica normal dessas raças e pode ser considerado um traço constitucional. Water Violet também pode ser útil para cães socializados num período relativamente tardio da vida; para aqueles que são mestiços de lobo ou coiote e para aqueles que, como no caso dos **huskies**, têm ancestrais selvagens.

- **Cavalos** que não se misturam em rebanhos ou com outros animais e não são amistosos com os tratadores; **cavalos árabes**.

O retraimento extremo pode ser uma condição patológica, um sintoma de doença. Também pode ser resultado da vacinação contra raiva.

No entanto, como Tuxworth (1981) indica, todos os animais são Water Violets instintivos quando estão doentes. "Se nós mesmos formos apenas Water Violet positivos e permitirmos que eles tenham seu próprio espaço, os animais buscarão a solidão, o descanso e o jejum até que estejam curados. Nesse período de maior sensibilidade, devemos ser tão calmos e discretos quanto possível em nosso desejo de ajudar — umas poucas gotas na água pode ser tudo de que precisam para superar a doença." Water Violet também pode ajudar os donos a manter a distância apropriada do animal doente e a lhe dar espaço psicológico para se curar. Seu uso é, por isso, recomendado tanto para o animal quanto para o dono, enquanto o animal estiver em recuperação ou convalescença.

Também pode ser útil, se combinado com Crab Apple, na remoção de corpos estranhos do olho, dos ouvidos, da pele, etc.

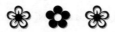

WHITE CHESTNUT *(Aesculus hippocastanum)*

Trata a preocupação e a insônia.

Restitui a capacidade de se aquietar.

- [+] para qualquer comportamento obsessivo — mania de lamber ou de mordiscar a pele ou as patas até fazer feridas, mania de se coçar ou de sacudir rapidamente a cauda como um chicote.
- [+] para animais inquietos durante o sono.
- [+] para inquietação ao dar à luz.
- [+] para animais que transportam incessantemente os filhotes.
- [+] para doenças que sempre voltam a aparecer, como alergias e distúrbios reumáticos causados pela mudança do tempo.

Indicações para o uso:

- **Pássaros** agitados durante a postura dos ovos ou durante a incubação.
- **Cães** que ficam sozinhos o dia inteiro e manifestam problemas crônicos de pele de tanto lamberem, coçarem ou mordiscarem o pêlo ou que mastigam os móveis. O dermatologista veterinário Richard Harvey (1994) diz que os cães geralmente começam a se coçar quando se sentem entediados e que, depois que esse comportamento começa, é quase certo que tende a piorar e às vezes muito rápido. Isso pode levar a problemas como a mania de comer moscas, às vezes encontrada em **cocker-spaniels**; o hábito de morder o flanco, co-

mum nos **dobermans**, e de morder a cauda, comum nos **bull- terriers**, além de problemas de pele relacionados a esses comportamentos. As raças que mais costumam apresentar esses problemas são as raças de trabalho que não são usadas como tal, como o **labrador** e o **doberman**. Em casos como esse, White Chestnut combina bem com Impatiens e Wild Oat. A doença de pele que causa coceira também pode ser causada por uma mudança na alimentação ou no ambiente. Nesses casos, White Chestnut deve ser combinado com Walnut.

❀ O *stress* também pode levar à coceira constante. Nos casos em que exista essa possibilidade, White Chestnut pode ser combinado com Aspen e Mimulus para tratar a ansiedade e o medo subjacentes ao comportamento repetitivo e à inquietação. Em todos os casos de coceira e problemas de pele a ela relacionados, White Chestnut deve ser combinado com Crab Apple e com Chestnut Bud, para eliminar o mau hábito. White Chestnut e Crab Apple são também uma combinação apropriada quando a coceira é causada por pulgas.

WILD OAT *(Bromus ramosus)*

Trata a falta de direção.

Canaliza as energias e potenciais.

- ⊞ para animais que parecem ter grandes capacidades ou potenciais que não estão sendo expressados.
- ⊞ para animais que não têm um desempenho à altura de sua capacidade.
- ⊞ para animais que, devido à idade, foram afastados da ocupação para a qual foram criados e treinados.
- ⊞ para animais cujos donos às vezes os tratam como animais de trabalho e às vezes como bichos de estimação.

- para animais impedidos de exercer suas funções naturais (como a reprodução, por exemplo).

Indicações para o uso:

- Todos os animais treinados para cumprir dois propósitos ou dos quais isso é esperado (como nos casos dos cães que trabalham e também participam de exposições ou competições).

- **Cães** que, devido à idade, deixaram de participar de corridas ou caçadas, de trabalhar ou de participar de exposições e passaram a ficar em casa na condição de animais de estimação; cães de trabalho que não estão na ativa; cães em treinamento para guiar cegos, fazer parte da polícia ou de operações de resgates, mas que provavelmente serão afastados do treinamento ou não serão aceitos para cumprir as tarefas para as quais estão sendo treinados; cães que demonstram total obediência em competições, mas que são desobedientes em casa; cães tratados tanto como animais de estimação quanto como cães de guarda; **galgos** que se recusam a correr e fêmeas que costumam sofrer de casos agudos de gravidez psicológica.

- **Cavalos** que se recusam a participar de corridas e cavalos de corrida aposentados.

WILD ROSE *(Rosa canina)*

Trata a resignação e a apatia.

Restitui a força vital e a vontade de viver.

- para animais em condições críticas, quando parece que estão desistindo de viver e seu corpo está frio.

Lista das Essências Florais

- ➕ para animais que sofrem de doenças debilitantes prolongadas.
- ➕ para animais que parecem sempre tristes, entediados, indiferentes e apáticos.
- ➕ para animais com pouca energia; que não querem sair do lugar.
- ➕ para animais que demonstram total desinteresse pela comida sem nenhuma razão aparente.
- ➕ para animais que parecem não ter prazer em viver.
- ➕ para animais abandonados que estão em abrigos ou canis e para alguns animais de zoológico.

Indicações para o uso:

✿ **Gatos** sem energia ou entusiasmo devido ao hipotiroidismo podem apresentar melhora tomando Wild Rose junto com Crab Apple.

✿ **Cavalos** que não colaboram com os novos donos (combinado com Honeysuckle).

🐾 **Carneiros** que se deitam e não conseguem se levantar.

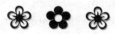

WILLOW *(Salix vitellina)*

Trata o comportamento rancoroso e o mau humor.

Restitui o bom humor.

- ➕ para animais mal-humorados e amuados.
- ➕ para animais que parecem se vingar ou mostrar seu rancor urinando muito ou em lugares impróprios, como na cama do dono e

que começam a destruir as coisas, especialmente as que pertencem ao dono.

Indicações para o uso:

Animais que parecem estar agindo por puro rancor ou maldade. Os animais que se comportam dessa forma estão, na verdade, apenas marcando seu território diante das ameaças, feitas por outros animais ou pelos seres humanos, ao seu território ou *status*. Os atos de urinar e de destruir as coisas são reações ao *stress* e também podem ocorrer em animais que sofreram maus-tratos ou que foram submetidos a um treinamento muito intensivo que incluía violência física.

Gatos que não usam a bandeja sanitária. Borchelt e Voith (1982, pág. 673) indicam que "o problema de comportamento do qual os donos de gatos mais se queixam é o hábito de fazer as necessidades fisiológicas fora da bandeja sanitária. Esse problema pode ser causado por doença, por questões ligadas ao território, pelo *stress* ou por dificuldades de aprendizagem. Também pode acontecer porque o dono não percebe que o gato se recusa a fazer suas necessidades numa bandeja que cheira a margaridas ou a outros desodorizantes, mas prefere os odores que o dono está tentando disfarçar". Contudo, muitos donos atribuem esse comportamento a um temperamento vingativo ou maldoso. Podem até castigar o gato, o que só serve para aumentar a ansiedade do animal e agravar o problema. No caso de donos que chegam a ficar ressentidos com seu bicho de estimação, convém prescrever ao próprio dono o floral Willow.

Cavalos que não permitem a colocação do freio.

☺ Willow pode ser usado por veterinários que ficam ressentidos com as exigências dos clientes ou dos colegas.

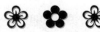

Essências ou remédios para ocasiões de emergência

Os remédios de emergência são fórmulas que combinam várias essências florais e servem para situações de emergência. Entre eles estão o Healing Herbs Five Flower Remedy; o Calming Essence, da Ellon USA; o Rescue Remedy, do dr. Edward Bach; o Kennel Remedy, desenvolvido por um veterinário norte-americano para ser usado nas ocasiões em que o animal é deixado sozinho em casa ou colocado num canil (esse floral é uma combinação de Walnut, Honeysuckle, Chicory, Scleranthus e White Chestnut com o Rescue Remedy do dr. Bach) e o Radiation Remedy, de Aubrey Westlake (uma combinação de Cherry Plum, Star of Bethlehem, Rock Rose, Gentian, Vine, Walnut e Wild Oat). Os florais Emergency Essence, da Crystal Herbs, e Emergency Essence, da Sun Essences, também estão de acordo com a fórmula do Rescue Remedy do dr. Bach.

A combinação de essências florais produzidas e distribuídas sob a marca registrada Rescue Remedy é considerada o remédio mais importante de todos na cura de animais. Ela tem sido descrita (Case, 1989) como "um kit de primeiros-socorros num único frasco". Geralmente é tudo o que é preciso para "resgatar" (*rescue*) o animal da situação difícil em que se encontra e para restabelecer suas funções normais. Trata-se de um valioso remédio de ação rápida para emergências, que sem dúvida nenhuma salvou a vida de muitos animais (ver Vlamis, 1994). Muitos veterinários usam o Rescue Remedy no dia-a-dia para acalmar animais e pássaros antes de serem examinados, antes e depois de sofrerem uma cirurgia e em muitos outros tratamentos. Ele é geralmente a primeira opção considerada, pois o choque é um fator importante na maioria dos problemas que afetam os animais, e também porque 90% dos problemas dos animais estão relacionados ao medo e podem ser amenizados com o relaxamento. O Rescue Remedy não interfere nas outras essências florais, mas atua sinergisticamente, reforçando seus efeitos.

O **Rescue Remedy** ou os compostos equivalentes a ele combinam:

Impatiens (*Impatiens glandulifera*) para tratar a impaciência, a irritabilidade e a agitação que geralmente acompanham o *stress* que, por sua vez, costuma causar tensão muscular e dor;

Clematis (*Clematis vitalba*) o remédio para a inconsciência, a crise de "ausência" e o desfalecimento que geralmente acompanham o trauma;

Rock Rose (*Helianthemum nummularium*) o remédio para o terror, o pânico, a histeria e o medo extremo;

Cherry Plum (*Prunus cerasifera*) o remédio para a perda do controle mental e físico;

Star of Bethlehem (*Ornithogalum umbellatum*) o remédio para o trauma físico e mental.

O Rescue Remedy trata o *stress*, o sofrimento e a tensão, relaxando, restituindo a calma e fazendo o animal se sentir seguro.

Ele pode ser usado:

- como um complemento a qualquer outro tratamento usado durante ou para crises resultantes de acidentes, tratamento dentário, ferimentos, choques, cirurgias e traumas.
- como uma alternativa segura a sedativos e tranqüilizantes.
- como um adjunto para amenizar a anestesia em animais pequenos como o **chinchila**, o **coelho**, o **esquilo**, etc.
- para combater os efeitos depressivos da anestesia em animais nascidos por meio de cesariana e para reanimá-los.
- em choques anestésicos, quando o batimento cardíaco ou a respiração param, e durante ataques cardíacos.
- para ressuscitar animais que pararam de respirar ou que apresentam dificuldade respiratória aguda.
- em casos de sufocamentos causados por espasmos da laringe.
- depois de convulsões.
- para reanimar animais fracos, depois do nascimento.

Lista das Essências Florais

- [+] para reanimar animais que demoram para se recuperar da anestesia.
- [+] para acelerar a recuperação em casos de insolação e exaustão.
- [+] para acelerar a cicatrização de feridas.
- [+] para tratar uma grande variedade de problemas, entre eles mordidas (de insetos e de animais), queimaduras, cólicas, convulsões, insolação, ferimentos, nervosismo, paralisia, envenenamento, mordida de cobra, ataque de espirros, colapso repentino, torções e feridas.

Indicações para o uso:

🐾 Todos os animais e pássaros que serão examinados pelo veterinário. Ele ajuda a aliviar a tensão, que pode mascarar a verdadeira natureza do problema que o animal apresenta, facilitando o exame e expondo um quadro das condições e das reações normais do animal mais próximo da realidade do que o que seria percebido caso o animal estivesse tenso. (Aplicar duas gotas diretamente na língua.)

🐾 Os animais que são escovados ou banhados pelo dono relaxam com mais facilidade quando tomam o Rescue Remedy. Essa essência também é recomendada para as ocasiões em que o animal toma banho ou é tosado em lojas especializadas. Os profissionais que prestam esses serviços afirmam que os animais costumam morder ou arranhar bem menos quando tomam o Rescue Remedy.

🐾 Tratadores e transportadores de animais dizem que o Rescue Remedy, administrado na água, os ajuda a entregar os animais em boas condições. Os donos de lojas de animais que vendem animais pequenos e pássaros podem colocar o Rescue Remedy na água dos animais. Os animais que ficam engaiolados nas lojas, clínicas e hospitais de animais também podem ficar mais calmos quando tomam o Rescue Remedy ou alguma essência equivalente ou quando ela é borrifada no ambiente por meio de um vaporizador. Isso relaxa os animais e aumenta seu bem-estar.

🐾 Todos os animais envolvidos em acidentes de tráfego ou em outros acidentes nos quais o animal saia ferido e/ou fique em estado de choque. Animais que sofrem de diabete, nos casos em que o *stress* aumenta a necessidade de insulina.

- Animais resgatados sob *stress*. Para aqueles que estão em abrigos por longos períodos, o Rescue Remedy pode ser administrado na água.
- Animais em treinamento aprendem melhor quando estão relaxados.
- **Abelhas** que ficam estressadas quando manipuladas por apicultores que diluem o mel para aumentar seus lucros, deixando as abelhas fracas e propensas a pegar doenças que podem se espalhar pela colméia, ou que matam a abelha-rainha e a substituem por uma mais dócil para facilitar a coleta do mel.
- Os **pássaros** devem sempre tomar o Rescue Remedy independentemente do problema que tenham, visto que eles se estressam com facilidade e entram em choque rapidamente. O Rescue Remedy tem sido usado com sucesso no tratamento de todas as espécies, desde tentilhões de 19 gramas até corvos pesando um pouco mais de 1 grama. O Rescue Remedy ou seu equivalente deve ser administrado a todos os pássaros antes que recebam tratamento ou passem por procedimentos como imobilizar as asas, pôr uma tala na perna, desbridar feridas ou quando têm os olhos vendados para serem soltos. Quando possível, o pássaro deve ser colocado no escuro por alguns instantes, depois da administração do floral. Ele deve ser administrado a pássaros que foram atacados por gatos, levados pelo vento até a praia durante fortes tempestades, que ficaram atordoados depois de se chocar contra vidraças e carros e para aves recém-emplumadas que caíram do ninho. Um veterinário contou o caso de uma pomba que fora atingida por um carro e sofrera um ferimento na cabeça. O pássaro pôde ser solto três dias depois de tomar o Rescue Remedy. Esse floral também pode ser usado para acalmar pássaros ou galinhas que não conseguem botar ovos. Para ministrar o remédio nesses casos, coloque uma gota por vez na extremidade da mandíbula inferior. O bico deve ser mantido aberto, se possível, para evitar que o pássaro quebre o conta-gotas ou o contamine. Caso isso não seja possível, destile uma gota na extremidade do bico.

Lista das Essências Florais

- **Borboletas** que acabam de emergir do casulo e ainda estão fracas.

- **Gatos** atacados por outros gatos ou por cachorros; filhotes fracos ou doentes; gatos que sofrem de diabetes ou têm pedras nos rins ou na bexiga.

- **Esquilos** ou outros **roedores** e animais pequenos que foram machucados por gatos ou esmagados por cavalos.

- **Cães** atropelados; filhotes doentes ou fracos; filhotes das raças **yorkshire, terriers** e **chihuahuas** nascidos pequenos. Tem sido usado com sucesso no tratamento de torção da raça **wolfhound-irlandês**.

- **Peixes** tirados do seu ambiente natural; que sofreram choque devido à mudança na temperatura ou no pH da água; expostos a luzes muito brilhantes; que sofreram solavancos ou batidas dentro do aquário; que sofreram intervenção humana durante a limpeza e troca da água do aquário ou que parecem letárgicos ou doentes (1 gota para cada 40 litros de água).

- **Cavalos** quando estão sendo transportados por qualquer distância, por avião ou navio (o floral deve ser colocado na água de beber); quando vão ao ferreiro ou sua crina é tosada; durante a escovação e banhos que antecedem exposições e atividades semelhantes; para evitar que animais de competição ou cavalos de corrida fiquem suados e nervosos; para estimular o crescimento saudável de cascos que se tornaram fracos e quebradiços (aplicar diariamente em forma de creme, ver pág. 116); e em caso de cólica. O Rescue Remedy reduz a dor e o sofrimento causado pela cólica. Foram relatados casos em que todos os sintomas da cólica foram eliminados. (Administrar em pequenos intervalos de tempo, diretamente na boca se possível.) O Rescue Remedy também pode ser usado como medida de precaução para minimizar reações de *stress* que podem desencadear a cólica. Acredita-se que a mudança do tempo provoca cólica em alguns cavalos. Quando se suspeita que é esse o caso, convém dar uma dose de Rescue Remedy sempre que houver uma mudança na pressão do ar ou na temperatura. Se for administrado de 20 em 20 minutos depois do acasalamento, o Rescue Remedy pode evitar as reações de *stress* causadoras de ataques cardíacos nos cavalos reprodutores, uma das grandes causas de morte entre esses animais. Também pode ser ministrado a éguas, depois do acasalamento, durante o trabalho de parto e depois de nascido o potro, para reduzir o *stress* e para estimular a força vital se ministrado ao potro recém-nascido.

- O Rescue Remedy pode ser administrado em qualquer situação em que o **cavalo** esteja nervoso, resistente, em pânico ou apreensivo, como uma alternativa aos tranqüilizantes. Não são conhecidos efeitos colaterais nem é necessário um período de recuperação, por isso não é preciso aguardar um tempo determinado antes de ser usado novamente.
- **Insetos** de todos os tipos (1 gota diluída em água).
- **Cordeiros**, especialmente montesas, que passaram por um parto difícil, tosquia, choques, esgotamento e exposição às intempéries; animais com cólica.
- **Coelhos** machucados por gatos e cachorros.

O Rescue Remedy é preparado em forma de líquido e de creme (Rescue Remedy Cream). O líquido é ministrado oralmente. Quatro gotas diluídas em água é a dose recomendada, mas, caso não haja água disponível no local, pode-se pingar o remédio diretamente na língua do animal. Deve-se lembrar, no entanto, que os animais geralmente não gostam do gosto do álcool e por isso é mais fácil administrá-lo diluído em algum líquido. Durante a recuperação de um choque ou *stress*, o Rescue Remedy pode ser adicionado à água, ao leite ou a outro fluido.

O Rescue Remedy também pode ser aplicado externamente, caso o animal esteja inconsciente. Pode-se esfregá-lo nas gengivas, nos lábios, nas narinas, na pele, nos locais onde haja pulsação ou nas cavidades macias; também pode ser pingado numa gaze e colocado diretamente sobre a ferida. O Rescue Remedy em forma de creme (o Rescue Remedy Cream) pode ser aplicado em queimaduras, contusões, nas feridas provocadas pela sela no caso do cavalo, em ferimentos, etc.

Lista das Essências Florais

Nas emergências, a dosagem vai depender da gravidade do problema. As orientações a seguir foram dadas por veterinários que usaram no tratamento os remédios para situações de emergência e foram bem-sucedidos:

- pedras na bexiga: 3 gotas a cada 2 a 4 horas, até as pedras serem eliminadas.
- Hemorragia: pingar 2 gotas na boca do animal se ele estiver fraco ou inquieto.
- Se o animal parar de respirar, esfregar duas gotas nas gengivas a cada 5 minutos, até que ele volte a respirar. Nos **pássaros**, pingar uma gota na ponta do bico a cada 5 minutos.
- Queimaduras: 2 gotas na língua a cada 30 minutos.
- Sufocamento: 2 gotas esfregadas nas gengivas relaxam a laringe.
- Cólica: 2 gotas a cada 15 minutos.
- Diabetes: 3 gotas duas vezes ao dia.
- Ferimentos a bala: 2 gotas a cada 5 minutos.
- Fraturas: 2 gotas por via oral a cada 30 minutos.
- Insuficiência cardíaca: se o coração parou de bater, esfregar 2 gotas nas gengivas a cada 5 minutos até que o batimento volte.
- Insolação: pingue 2 gotas a cada 10 minutos e transporte o animal para a clínica veterinária imediatamente.
- Nervosismo: 2 gotas a cada 5 minutos.
- Hemorragia nasal: 2 gotas na boca a cada 15 minutos.
- Pancreatite: 2 gotas 4 vezes ao dia.
- Paralisia: 2 gotas a cada 5 minutos.
- Envenenamento: 2 gotas a cada 5 minutos até que um veterinário possa examinar o animal.
- Ataque de cascavel: 2 gotas na boca a cada 5-10 minutos.

- Mordida de cobra: 2 gotas na boca a cada 5-10 minutos.
- Coceira muito intensa: 2 gotas a cada 15 minutos.
- Ataque de espirros: 2 gotas na boca a cada 15 minutos.
- Colapso repentino: 2 gotas esfregadas nas gengivas a cada 5 minutos.
- Ferimentos: 2 gotas a cada 5 minutos.

> **Aviso**: O Rescue Remedy não substitui os cuidados de um veterinário, nem age indefinidamente. Como o remédio só ajuda o animal a se recuperar do choque inicial, é essencial que ele receba tratamento o mais rápido possível.

O Rescue Remedy pode ser tomado ou aplicado por veterinários, donos e tratadores de animais no caso de choques, quando se envolverem em acidentes, sofrerem ferimentos devido a mordidas ou coices e para se acalmarem durante situações de emergência. Também é útil para donos que estão abalados com a notícia de que seu animal sofre de uma doença em fase terminal.

A Calming Essence, equivalente do Rescue Remedy fabricada pela Ellon USA, é também produzida em líquido e em forma de creme. Ela pode ser usada em qualquer situação em que o animal esteja estressado ou traumatizado, além de ajudar a estabilizar todos os animais, pássaros e peixes pequenos e grandes, independentemente de hemorragia, antes, durante e depois de qualquer trauma. Também pode ser ministrada tantas vezes quantas forem necessárias para ajudar a acalmar o animal que esteja nervoso, irritado ou em pânico, antes, durante e depois de uma cirurgia ou acidente. Também pode ser usada para reduzir o *stress* e produzir um efeito calmante não-sedativo no animal que reage mal a estranhos em casa, a visitas ao veterinário, a brigas ou transtornos no ambiente doméstico, a trovões e relâmpagos e à separação do dono ou de outro animal. Também é indicada para animais fracos ou machucados, que tiveram um nascimento difícil ou que acabaram de nascer; durante a recuperação da anestesia; nos casos em que o animal ficou exposto às

Lista das Essências Florais

intempéries; para o *stress* associado a doenças ou ferimentos; para animais que estão sob o efeito do *stress* causado por uma competição e para cólica. O remédio deve ser administrado a cada três ou cinco minutos, até que o animal demonstre alguma melhora.

O Calming Essence Cream pode ser aplicado topicamente para ajudar a reduzir a dor, o inchaço e a inflamação causados por picadas de insetos, queimaduras, contusões, pancadas e torceduras, além de acelerar o processo de cura (Case, 1994, pág. 11).

A Emergency Essence e o Emergency Essence Cream das marcas Healing Herbs e Sun Essences aplicam-se às mesmas condições descritas anteriormente e das mesmas formas.

Quadro Esquemático das Essências Florais

Essência	Indicação	Efeito	Palavras-chave
Agrimony	Sofrimento não-expresso	Paz interior	Sinais sutis de sofrimento; respiração ofegante, batimento cardíaco acelerado
Aspen	Medo de coisas desconhecidas	Coragem	Apreensão
Beech	Intolerância	Tolerância, flexibilidade	Mau humor
Centaury	Falta de firmeza	Firmeza, resistência	Submissão, condescendência
Cerato	Falta de confiança	Confiança	Necessidade de aprovação, *falta* de confiança em geral
Cherry Plum	Comportamento incontrolável, compulsividade	Controle	Medo *extremo*, fobias recorrentes
Chestnut Bud	Dificuldade para aprender com a experiência	Capacidade de aprender	Dificuldade de aprendizagem, comportamento repetitivo
Chicory	Possessividade, necessidade de atenção	Zelo e instinto de proteção normais	Possessividade
Clematis	Desatenção	Espírito de prontidão	Desatenção
Crab Apple	Falta de asseio, infecção, envenenamento	Asseio, dignidade	Qualquer condição em que seja necessária uma limpeza
Elm	Inadequação	Competência	Sensação de estar sobrecarregado

Essência	Indicação	Efeito	Palavras-chave
Gentian	Desânimo	Perseverança	Recaída
Gorse	Desesperança	Resistência	Desespero
Heather	Solidão	Sereno domínio de si	Temperamento barulhento e desatenção
Holly	Crueldade	Caráter inofensivo	Aversão extrema
Honeysuckle	Saudade de casa	Ajuste às circunstâncias presentes	Incapacidade de se ligar às circunstâncias *presentes*.
Hornbeam	Fraqueza	Vitalidade	Indiferença
Impatiens	Impaciência	Paciência	Irritabilidade
Larch	Hesitação, perda de confiança	Confiança	*Perda* da confiança
Mimulus	Medo de coisas conhecidas	Coragem	Nervosismo
Mustard	Depressão	Serenidade	Melancolia
Oak	Perda da resiliência em animais normalmente fortes	Resiliência	Persistência a despeito das adversidades
Olive	Exaustão física e mental	Força	Fadiga e exaustão
Pine	Culpa, arrependimento	Atitude positiva	Comportamento apologético
Red Chestnut	Superproteção	Confiança	Preocupação *excessiva*
Rock Rose	Terror	Coragem, calma	Terror, histeria

Essência	Indicação	Efeito	Palavras-chave
Rock Water*	Rigidez, severidade, repressão	Flexibilidade, espontaneidade, maleabilidade e gentileza	Inflexibilidade
Scleranthus	Desequilíbrio, incerteza	Estabilidade, equilíbrio	Desequilíbrio, humor oscilante
Star of Bethlehem	Choque mental, emocional e físico	Calma mental, emocional e física	Choque, trauma
Sweet Chestnut	Sofrimento físico e mental extremo	Resistência	Dor e sofrimento intensos
Vervain	Impulsividade e entusiasmo excessivo	Comedimento	Hiperatividade
Vine	Temperamento dominador, territorialismo	Qualidades de liderança positivas	Agressividade relacionada com *status* e território
Walnut	Dificuldade de adaptação a circunstâncias novas	Adaptabilidade	Lidar com a mudança
Water Violet	Comportamento arredio e reserva	Sociabilidade	Indiferença
White Chestnut	Preocupação, insônia	Capacidade de se aquietar	Inquietação
Wild Oat	Falta de direção	Direção	Potencial não-realizado
Wild Rose	Resignação	Vontade de viver	Apatia
Willow	Rancor	Bom humor	Rancor, malevolência

* Não é uma essência floral.

Parte III

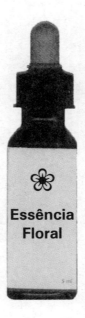

Instruções para o Uso dos Florais

Como Escolher o Remédio ou a Combinação de Remédios Corretos

Os remédios ou essências florais tratam o distúrbio ou doença emocional que está por trás dos sintomas comportamentais ou físicos do animal, isto é, a causa e não o efeito. Essa causa pode ou não ser evidente aos olhos do dono ou do veterinário. A seleção da essência ou das essências apropriadas baseia-se, portanto, numa cuidadosa observação sistemática do comportamento do animal e das circunstâncias em que ele ocorre. Em termos gerais, as essências florais podem ser usadas para tratar a constituição, ou tipo, e a disposição de ânimo do animal.

REMÉDIOS CONSTITUCIONAIS OU RELACIONADOS AO TIPO

Os remédios **constitucionais** atuam sobre os traços de caráter, o temperamento e o comportamento básicos do animal; todos esses elementos são características constitucionais natas que, muitas vezes mas não sempre, são típicas de uma espécie ou raça particular. Jupp (1990) sugere que Agrimony combina bem com muitos **wolfhounds-irlandeses**, pois essa raça costuma não demonstrar quando está sofrendo e abana a cauda e parece alegre mesmo quando está em péssimas condições. O Water Violet, por sua vez, pode combinar melhor com espécies mais reservadas e independentes, como os gatos, ou com raças de cães como a **saluki** ou de cavalos como o **árabe**. Oak parece combinar mais com espécies e raças robustas, como as raças de cães que guardam rebanhos e os pôneis, como os **shetland, exmoor** e **connemara**. No entanto, como Jupp aponta, as essências florais devem ser escolhidas de acordo com o animal que vai usá-las e por isso não convém fazer muitas generalizações, pautando-se apenas nas características típicas de uma raça.

REMÉDIOS QUE AFETAM O ESTADO DE ÂNIMO

As essências florais também podem ser usadas para tratar estados de ânimo, que são mais passageiros. Esses remédios do *humor* podem ser usados independentemente do tipo constitucional do animal e, como pode-se ministrar várias essências florais ao mesmo tempo, não há nada que impeça a combinação de remédios constitucionais com remédios do humor num único tratamento.

COMO ESCOLHER UMA ESSÊNCIA OU COMBINAÇÃO DE ESSÊNCIAS

Passo nº 1: Ao usar as essências florais para tratar um animal, é necessário observar cuidadosamente o tipo ou caráter constitucional que ele tem e tomar nota dessa informação por escrito; deve-se proceder da mesma forma com relação à disposição de ânimo do animal, ao problema que ele apresenta, aos sintomas e sinais comportamentais, à situação ou situações em que eles ocorrem e à natureza da relação entre o animal e seu dono ou tratador. Tudo isso na tentativa de identificar a fonte da doença. Essa informação pode ser obtida de imediato, como também pode se revelar aos poucos, por meio de um exame apurado do padrão que segue a vida do animal, o que inclui uma descrição detalhada do comportamento. (As instruções acerca de como fazer essa descrição serão dadas a seguir.)

Se o problema do animal for fácil de identificar e você souber com certeza qual sua causa **subjacente**, consulte o quadro esquemático da pág. 120, que lhe dará uma visão **geral** da condição subjacente tratada por cada essência, dos efeitos principais da essência e terá as palavras-chave, ou indicações mais específicas, para seu uso. *Esse quadro não traz detalhes sobre os muitos distúrbios físicos ou de comportamento sintomáticos dessa condição.* Ele só ajuda você a escolher a essência ou a combinação de essências correta para o problema do animal. Por exemplo, se ele tiver pavor de trovões, Mimulus, o remédio para o medo de coisas conhecidas, será a essência mais apropriada; muito mais do que Aspen, que trata medos inexplicáveis.

Instruções para o Uso dos Florais

Passo nº 2: Depois de identificada a essência mais apropriada, consulte as informações referentes a essa essência na lista de essências florais. Ali você encontrará o perfil da essência, detalhes acerca do problema subjacente que ela trata, os distúrbios físicos e comportamentais sintomáticos desse problema, indicações para o uso dessa essência e informações sobre outras essências que podem ser combinadas com essa. Se esses detalhes coincidirem com o problema do seu animal, então você poderá ter certeza de que se trata da essência mais adequada.

Se depois de consultar o quadro e a lista de essências você ainda tiver dúvida quanto à(s) essência(s) mais apropriada(s), ou *se não tiver certeza quanto aos sintomas e sinais que deve procurar*, volte para o **Passo nº 1** e faça uma descrição cuidadosa do comportamento do animal, das circunstâncias em que o problema ocorre e dos relacionamentos entre o animal e as pessoas e animais com quem ele convive. Detalhes acerca de como fazer isso você encontrará a seguir.

Você deverá consultar os detalhes relativos a cada uma das essências e identificar a que combina mais com o padrão de sinais e de sintomas que o seu animal apresenta. Quanto maior a coincidência entre os sintomas do seu animal e os descritos no texto referente à essência, mais confiante você pode ficar de que encontrou o remédio correto. Se você não conseguir escolher entre duas essências semelhantes, ou se acha que os sintomas apresentados requerem mais de uma essência, essas duas essências devem ser combinadas. Você poderá notar que muitas combinações de essências são recomendadas para o tratamento de certos problemas.

Como Fazer uma Descrição do Comportamento do Seu Animal

Os animais têm várias necessidades básicas: sobrevivência (lutar e sair vitorioso ou fugir de qualquer coisa que machuque ou possa matar); comida e bebida; abrigo e higiene; reprodução e socialização. Se essas necessidades básicas não forem satisfeitas, surgem problemas. Whyte

(1989) afirma que a lacuna entre o que o animal precisa e o que ele tem é preenchida por um comportamento indesejável chamado "crime". Quando essa lacuna deixa de existir, o comportamento indesejável tende a desaparecer. A lacuna entre as necessidades do animal e o que ele tem também pode ser preenchida com doenças físicas. Os sinais e sintomas dessas doenças e distúrbios podem, portanto, dar dicas sobre o problema subjacente ou sobre a necessidade não-satisfeita. Você poderá identificar esse problema ou necessidade respondendo às seguintes perguntas:

O animal parece satisfeito?

Se não parece, quais são os sinais ou sintomas dessa insatisfação?

Ele come e digere a comida normalmente?

Ele bebe líquidos normalmente?

Sua pele, pêlo ou penas parecem saudáveis e limpos?

Seus hábitos de eliminação (micção e defecação) parecem normais?

Ele está dormindo e descansando normalmente?

Como ele se relaciona com os outros animais ou com os seres humanos?

Ele demonstra ter medo de alguma coisa?

Ele tem algum hábito ruim?

Como você descreveria seu nível de energia?

Como você descreveria seu humor?

Ele parece tenso ou relaxado?

Ele parece rígido ou relaxado ao se locomover?

Ele é barulhento?

Seu corpo parece frio ou quente?

Será que Você está Contribuindo para o Problema do seu Animal?

Os animais são muitas vezes obrigados a tentar preencher várias necessidades do dono. Além disso, os donos também se vêem tentados a preencher certas necessidades por meio dos animais, e geralmente é importante identificar que necessidades são essas.

As pessoas muitas vezes não conseguem reconhecer o *stress* nos animais porque acham que as condições que impuseram a eles são normais. Podemos achar normal que um cavalo fique confinado num estábulo de 4X4m, que os pássaros fiquem em gaiolas ou que um cão fique preso a uma corrente ou que esses animais tenham contato somente com seres humanos e de acordo com os termos destes. Na maioria dos casos, afastamos os animais do seu território natural, do seu bando, do líder do seu bando, das oportunidades de trabalhar ou de caçar e substituímos tudo isso por uma situação doméstica extremamente artificial. Comportamentos como morder, dar pinotes, mastigar, exalar odores, arranhar, dar coices e empinar, que ocorrem normalmente no ambiente natural do animal, podem ser considerados problemas quando eles não estão nesse ambiente. Por isso, é importante reconhecer que os distúrbios comportamentais e físicos dos animais podem ser resultado da maneira como eles são tratados pelos seres humanos, incluindo você.

O erro que os donos de animais mais cometem é pensar que eles são seres humanos e atribuir-lhes características, traços de personalidade e emoções humanas. Quando isso acontece, o dono deixa de ver o animal como ele é e começa a projetar nele suas próprias características. Isso pode levar a uma distorção no relacionamento entre o animal e o dono e à interpretação equivocada do seu comportamento.

A natureza da relação entre o animal e seu dono é geralmente determinada pela forma como o dono vê o animal, isto é, se ele o vê como um filho, como um símbolo de *status*, como um meio de obter prestígio, como uma compensação por outros relacionamentos que faltam em sua vida, como um instrumento funcional, como um companheiro de trabalho ou como seu melhor amigo. Propensões para mitificar, idealizar ou romantizar os animais num desses papéis tendem a obscurecer a natureza real dos problemas que o animal apresenta.

DESCUBRA SE VOCÊ É PARTE DO PROBLEMA DO SEU ANIMAL RESPONDENDO ÀS SEGUINTES PERGUNTAS:

Por que você escolheu ter ou tratar esse tipo de animal e esse animal em particular?

O comportamento ou as reações desse animal assemelham-se aos seus?

Em que aspectos esse animal se parece com você?

Os problemas do animal são parecidos com os que você tem ou teve no passado?

Você e seu animal têm doenças semelhantes?

Você um dia já temeu que o seu animal sofresse com o problema do qual ele sofre agora?

Que tipo de pensamento lhe ocorre quando seu animal parece doente ou se comporta de um jeito que o deixa preocupado?

Como você costuma reagir quando seu animal parece doente ou se comporta de um jeito que o deixa preocupado?

O animal parece incomodado ou aborrecido diante de certas circunstâncias, mudanças, tensões, climas ou conflitos no ambiente em que ele vive?

Que mensagens você poderia estar transmitindo a ele involuntária e inconscientemente?

O que aconteceu antes de o seu animal apresentar pela primeira vez sinais de doença ou um problema de comportamento?

O animal recebeu atenção especial ou foi tratado de maneira diferente quando começou a apresentar esses sinais ou sintomas?

Você gostou de cuidar do seu animal doente?

Instruções para o Uso dos Florais

Você já aborreceu ou incomodou seu animal? Como?

Você ou outra pessoa qualquer já transferiu para o animal suas tensões, preocupações, estresses, aborrecimentos ou ressentimentos?

Você ou outra pessoa qualquer já tentou controlar e dominar o animal?

Você já deixou que ele controlasse ou dominasse você?

Até que ponto o animal interfere na sua vida social ou profissional?

Você se preocupa demais com o bem-estar do seu animal?

Se depois de concluir sua descrição você sentir que há possibilidade de você ter sido, de certa forma, a causa do problema do seu animal, procure na lista das essências as características emocionais, de comportamento e de personalidade que você apresenta, ou os sinais ou sintomas dos principais problemas que o afligem. Os remédios que servem para você muito provavelmente servirão também para seu animal. Na verdade, Leslie Kaslof (1991) afirma que "a maioria dos traços de personalidade, dos padrões de comportamento e das reações emocionais dos animais mostra notável semelhança com os mesmos padrões nos seres humanos. Depois de examinar as indicações para o uso dos remédios de Bach, coloque-se no lugar do animal, procure sentir o que ele sente, perceber o que ele percebe por meio dos sentidos e então determine quais indicações correspondem com mais exatidão aos padrões de comportamento, aos traços de personalidade e/ou às emoções do animal".

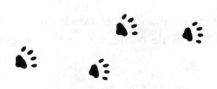

Administração e Dosagem

Estocagem das Essências Florais

As essências florais são fornecidas pelos fabricantes em frascos, em sua fórmula concentrada, e duram indefinidamente se manipuladas e estocadas corretamente. Esses frascos, chamados de frascos de estoque, não devem ser guardados em locais próximos aos campos eletromagnéticos que os aparelhos de TV, os fornos de microondas e outros aparelhos elétricos irradiam. A exposição direta à luz solar e a temperaturas elevadas também deve ser evitada. Os frascos também precisam ser mantidos sempre muito bem fechados entre um tratamento e outro.

Instruções de Uso

Cada frasco da fórmula concentrada é suficiente para fazer 45 diluições. Para preparar uma diluição, adicione 2 gotas da essência ou das essências escolhidas (normalmente não mais de cinco, em cada tratamento) a 30 ml de água mineral e coloque a mistura num frasquinho que você pode comprar em lojas de produtos especializados ou de comida natural. Quando usar o Rescue Remedy ou um equivalente, pingue na água 4 gotas da fórmula concentrada. Caso você só tenha água de torneira disponível, convém fervê-la primeiro.

Essa diluição durará três semanas se guardada num local fresco. Também pode-se usar uma colher de conhaque ou de vinagre de maçã como conservante.

Dosagem

As essências florais são administradas em gotas, uma a cada vez e geralmente por via oral. Cinco dias é o período médio de tratamento, embora ele possa se prolongar por duas semanas ou mais.

A dosagem varia de acordo com a situação e a espécie do animal. A dose padrão é 4 gotas. Não há problema em tomar mais de 4 gotas, mas seria um desperdício. Pode-se dar menos de 4 gotas caso se trate de um animal pequeno (**esquilos, gerbos, porquinhos-da-índia, hamsters, camundongos**, animais recém-nascidos, **coelhos, ferrets**, etc.). Para raças de cachorros grandes e para carneiros ou cabras, 6 gotas são suficientes e, para animais maiores, como **vacas** e **cavalos**, o ideal são de 10 a 15 gotas.

Pode-se ministrar essas doses com a freqüência que se desejar, mas por pelo menos quatro vezes ao dia. Se o problema tratado for muito grave, administrar o quanto for necessário.

Aplicação

Em situações de emergência, aplicar antes da consulta com o veterinário e como adjuvante no tratamento veterinário.

Se o paciente apresentar sintomas graves ou você tiver dúvidas quanto à natureza dos sintomas, consulte um veterinário assim que possível.

Diretamente na boca: As gotas podem ser pingadas diretamente na língua ou sob a língua, sobre o focinho do animal, numa altura em que ele possa lambê-las, esfregadas nas gengivas e nos lábios ou dentro das narinas, caso se trate de um animal grande; também podem ser pingadas na ponta do bico das aves, pois a ação capilar fará com que o líquido entre na boca. Esse método de aplicação é o mais aconselhável quando o animal ou o pássaro estiver ferido, recebendo primeiros-socorros e em qualquer caso de emergência.

Na água que o animal bebe, em outros líquidos ou na comida: As gotas podem ser administradas na água que o animal bebe, no leite ou em outros líquidos; na comida, junto com um torrão de açúcar ou com outra guloseima uma ou duas vezes ao dia, de preferência no mesmo horário.

No caso de cães grandes ou raças gigantes como o **wolfhound-irlandês**, os **dinamarqueses** e os **são-bernardos** e de carneiros e cabras, acrescentar 6 gotas a 4 litros de água.

Para animais grandes como **vacas, cavalos**, etc., adicionar de 10 a 15 gotas a 4 litros de água.

No entanto, adicionar a essência à água ou à comida do animal não é muito aconselhável, pois não podemos saber ao certo o quanto ele bebeu ou comeu. O método funciona bem com animais que bebem água ou comem regularmente da sua própria vasilha. Esse método é mais conveniente quando se trata de animais selvagens, animais que não reajam bem a tratadores ou que não estejam recebendo tratamento de emergência.

Sprays: Várias gotas da essência ou das essências podem ser misturadas e borrifadas no corpo do animal ou do pássaro ou no espaço em volta dele. Esse método funciona bem com animais assustados, pássaros que não podem ser manipulados e também com animais aquáticos, marinhos e peixes. Se borrifar a essência sobre o focinho do animal ou em sua boca, é provável que ele a lamba. Entretanto, é preciso tomar cuidado ao usar esse método, pois alguns animais reagem quando sentem o líquido ser borrifado.

Loções contendo algumas gotas dos remédios indicados podem ser aplicadas no local da dor, da tensão ou da inflamação. A loção também pode ser aplicada nos locais do corpo em que há pulsação; nas cavidades macias, como sob a perna; esfregada na pele ou, quando diluída, borrifada na pele ou no pêlo.

Banhos e lavagens: Pode ser muito benéfico banhar ou esfregar o animal com uma esponja embebida em água na qual foram acrescentadas algumas gotas de essência(s).

Instruções para o Uso dos Florais

Efeitos do Tratamento

Os animais costumam reagir com muita rapidez às essências florais corretas. Os efeitos podem ser imediatos ou da noite para o dia, mas também podem ocorrer gradativamente.

Caso o animal reaja bem, a dose deve ser diminuída até que não se perceba mais nenhuma melhora. Se houver uma recaída, pode-se administrar a essência ou a combinação de essências por mais cinco dias ou mais.

Caso o animal não aparente nenhuma melhora, convém continuar a administração da essência por mais cinco dias. Se, depois desse período, não houver nenhuma reação, é provável que o animal esteja tomando o floral errado. Se isso ocorrer, ou caso mais de cinco essências pareçam ser indicadas para o caso dele, administre uma das essências a seguir:

Star of Bethlehem, *caso a confusão seja resultado de um choque ou trauma de qualquer duração;*

Wild Oat, *caso a ansiedade ou o comportamento reservado sejam predominantes ou*

Holly, *caso o animal seja agitado e ativo.*

A essência deve ser administrada até que o equilíbrio seja restabelecido ou surja uma indicação clara de quais essências são necessárias.

Efeitos colaterais: As essências florais podem ser tomadas isoladamente, em conjunto com outras essências ou com outros medicamentos, incluindo os alopáticos e homeopáticos. Por serem inofensivas, não há perigo de que o animal tome uma dose excessiva. Os florais são vendidos sem receita médica ou outro tipo de prescrição. Não são conhecidos efeitos colaterais graves e, caso se administre a essência incorreta, ela simplesmente não fará efeito nenhum. No entanto, as essências são conservadas em álcool, de cujo sabor os animais costumam não gostar. Quando possível, o floral deve ser diluído na água do animal ou em outros líquidos, como já foi explicado.

As essências florais também podem ser combinadas com outros tratamentos e não interferem nos efeitos destes. Na verdade, elas funcionam como um importante catalisador para a cura, quando usadas em conjunto com outros tratamentos, especialmente a homeopatia. Richardson-Boedler (1994) afirma que podem ser observados efeitos terapêuticos acelerados e profundos quando os florais de Bach e os remédios homeopáticos são combinados.

As essências florais também podem dar bons resultados mesmo nos casos em que os tratamentos convencionais falharam. Brennan (1994) observa que, nos casos em que o animal não responde ao tratamento convencional, é aconselhável tentar remédios florais para determinar se a causa do problema não é emocional. Ela enfatiza que as condições físicas do animal podem sofrer uma melhora significativa com apenas uma dose, afetando a princípio o estado mental subjacente.

REFERÊNCIAS

Andrysko, R. 1989. *Columbus Monthly*. Maio.

Arehart-Treichel, J. 1982. Pets: The health benefits. *Science News*, 121, 220-4.

Arkow, P. 1984. *Dynamic Relationships in Practice: Animals in the Helping Professions*. Alameda, CA: The Latham Foundation.

Association of Pet Behaviour Counsellors *veja* Holmes, J. 1995.

Bach, E. 1931. *Heal Thyself: An Explanation of the Real Cause and Cure of Disease*. Londres: The C.W. Daniel Co., Ltd.

Bach, E. 1933. *The Twelve Healers*. Londres: The C.W. Daniel Co., Ltd.

Bach, E. 1933. *The Twelve Healers and the Four Helpers*. Londres: The C.W. Daniel Co., Ltd.

Bach, E. 1934. *The Twelve Healers and the Seven Helpers*. Londres: The C.W. Daniel Co., Ltd.

Bach, E. 1936. *The Twelve Healers and Other Remedies*. Londres: The C.W. Daniel Co., Ltd.

Balinski, A. A. 1998. Use of Western Australian flower essences in the management of pain and stress in the hospital setting. *Complementary Therapies in Nursing and Midwifery* Vol. 4, agosto de 1998, pp. 111-117.

Barnard, J. e & Barnard, M. 1996. Flower Essences — preparation of healing herbs. In *The Green Handbook*, Spring Issue, Vol. 3, Nº 2, abril-junho, pp. 18-19.

Baun, M.M., Baun, D.N., Thoma, L., Langston, N., Bergstrom, N. 1983. Effects of bonding vs. non-bonding on the physiological effects of petting. *Proceedings of the Conferences on the Human-Animal Bond*. University of Minnesota, junho 13-14, 1983 e University of California junho 17-18, 1983.

Borchelt, P.L. & Voith, V.L. 1982. Diagnosis and treatment of aggression problems in cats. *Veterinary Clinics of North America: Small Animal Practice*. Vol. 12, Nº 4, nov., pp. 673-681.

Borchelt, P.L. & Voith, V.L. 1982. Diagnosis and treatment of elimination behavioral problems in cats. *Veterinary Clinics of North America: Small Animal Practice*. Vol. 12, Nº 4, nov. pp. 673-681.

Bradshaw, J. 1995. Dominance: What it means to a dog, client and counsellor. Estudo apresentado no quarto simpósio anual da Association of Pet Behaviour Counsellors, Birmingham. 4 de fev.

Brennan, M.L. com Eckroate, N. 1994. *The Natural Dog: A Complete Guide For Caring Owners*. USA: Plume.

Case, P. 1989. *Natural Remedies Have Growing Appeal For Today's Pet Store Consumer*. Copyright: Penny Case.

Case, P. 1994. Flower Power: The traditional remedies of Dr. Edward Bach. In *Natural Pet*. Nov./Dez. Flórida: Pet Publications Inc.

Chancellor, P.M. 1971. *Illustrated Handbook of the Bach Flower Remedies*. Saffron Walden, Essex: C.W. Daniels & Co.

Coren, S. 1994. *The Intelligence of Dogs: Canine Consciousness and Capabilities*. Reino Unido: Headline Book Publishing.

Corson, S.A. & O'Leary Corson, E. 1979. Pet animals as nonverbal communication mediators in psychotherapy in institutional settings. In *Ethology and Nonverbal Communication in Mental Health: An Interdisciplinary Biopsychosocial Exploration*. Pp. 83-110. Oxford: Pergamon.

Corson, S.A., O'Leary Corson, E., Detass, D., Gunsett, R., Gwynne, P.H., Arnold, L.E. & Corson, C.N. 1976. *The Socializing Role of Pet Animals in Nursing Homes: An Experiment in non-verbal communication therapy*. Reino Unido: Oxford University Press.

Corson, S.A., O'Leary Corson, E., Gwynne, P. & Arnold, L. 1975. Pet-facilitated psychoterpy in a hospital setting. In J.H. Masserman (org.) *Current Psychiatric Therapies*. Vol. 15.

Corson, S.A., O'Leary Corson, E., Gwynne, P. & Arnold, L. 1977. Pet dogs as non-verbal communication links in hospital psychiatry. *Comprehensive Psychiatry*. Vol. 18, pp. 61-72.

Darwin, C. 1871. *The Descent of Man*. Londres: Murray.

Darwin, C. 1889. *The Expression of the Emotions in Man and Animals*. 2ª edição. Londres: Murray.

Durrell, G. 1991. *The Ark's Anniversary*. Nova York: Arcade Publishing.

Fisher, G.T. & Volhard, W. 1985. Puppy personality profile. *American Kennel Gazette*. Março.

Fogle, B. 1986. *The Dog's Mind*. Londres: Pelham.

Fox, M.W. 1985. *Behavior of Wolves, Dogs and Related Canids*. Londres: Cape.

Frazier, A. com Eckroate, N. 1990. *The New Natural Cat*. Harmondsworth, Reino Unido: Penguin.

Friedmann, E., Katcher, A.H., Lynch, J.J. & Thomas, S.A. 1982. Animal Companions and one-year survival of patients after discharge from a coronary care unit. *California Veterinarian*. Vol. 8, pp. 45-50.

Friedmann, E., Katcher, A.H., Thomas, S.A., Lynch, J.J. & Messent, P.R. 1983. Social Interaction and blood pressure: influence of animal companions. *Journal of Nervous and Mental Disease*. Vol. 171, (8) pp. 461-465.

Graham, H. 1999. *Complementary Therapies in Context: The Psychology of Healing*. Londres: Jessica Kingsley.

Referências

Graham, H. 1993. Rearing the singular puppy. *Saluki International.* Tema 2, pp. 42-3. Cambridge: Ken Allan Publications.

Grossberg, J.M. & Alf, E.F. 1984. *Interaction with pet dogs: Effect on human blood pressure.* Apresentado no 92nd Annual Convention of the American Medical Association, Toronto, Canadá.

Gurudas. 1983. *Flower Essences and Vibrational Healing.* San Rafael, CA: Cassandra Press.

Harvey, R. 1994. *Psychodermatoses — a veterinary dermatologist's perspective.* Estudo apresentado no simpósio anual do UK Registry of Canine Behaviorists, 9 de out. Coventry, Reino Unido.

Holden, C. 1981. Human-animal relationship under scrutiny. *Science.* Vol. 214, pp. 418-20. *Holistic Animal News.* Inverno, 1986. Seattle, WA.

Holmes, J. 1995. Difficult children and difficult dogs (incluindo um relatório do 4º simpósio anual da Association of Pet Behaviour Consellors). *Dog World.* 24 de fevereiro, p. 5.

Jenkins, J. 1984. Physiological Effects of Petting A Companion Animal. Tese para Mestres não publicada, San Francisco State University, São Francisco, CA. Citado por Pelletier, K.R. & Herzing, D.R. in Psychoneuroimmunology: toward a mind-body model. Pp. 344-94 em Sheikh, A.S. & Sheikh, K. (org.) *Eastern and Western Approaches to Healing: Ancient Wisdom and Modern Knowledge.* 1989. Nova York: J. Wiley and Sons.

Jupp, H. 1990. Using the Bach Flower Remedies with dogs. *Dog World.* 3 de agosto, p. 6.

Kamisnki, P. & Katz, R. 1992. *Flower Essence Repertory.* Nevada City, CA: Flower Essence Society.

Kaminski, P. & Katz, R. 1994. *Flower Essence Repertory.* Edição revisada. Nevada City, CA: Flower Essence Society.

Kaslof, L.J. 1991. Citado em *The Bach Remedies Newsletter.* N.Y: Ellon Bach, EUA. Vol. 5, Primavera, p. 4.

Katcher, A. 1981. Interactions between people and their pets. In Fogle, B.(org.) *Interrelations Between People and Pets.* Springfield IL: Thomas.

Leigh, M. 1997. Flower Essences. Featherstone, C. & Forsyth, L. (orgs). In *Medical Marriage: The New Partnership Between Orthodox and Complementary Medicine.* Findhorn: Findhorn Press.

Mansfield, P. 1995. *Flower Remedies.* Reino Unido: Optima.

McCulloch, M.I. 1982. Animal facilitated therapy: an overview. *California Veterinarian.* Vol. 8, pp. 13-24.

Morrison, H. 1995. Nature's Prozac. *Natural Health.* Maio/junho. pp. 80-128

Mugford, R.A. & McComisky, J.G. 1975. Some recent work on the psychotherapeutic value of caged birds with old people. In Anderson, R.S. (orgs) *Pet Animals and Society*. Londres: Bailliere Tindall.

Muschel, I.J. 1984. Pet therapy with terminal cancer patients. *Journal of Contemporary Social Work*. Pp. 451-458.

Pelletier, K.S. & Herzing, D.L. 1989. Psychoneuroimmunology: Towards a mind-body model. In *Eastern and Western Approaches to Healing: Ancient Wisdom and Modern Knowledge*. (org. A.A. Sheikh & K.S. Sheikh). Nova York: Wiley.

Pfaffenberger, C.J. 1963. *The New Knowledge of Dog Behavior*. Nova York: Howell.

Pitcairn, R. 1983. In Kaminski, P. Flower Essences and Animals: An Interview with Richard Pitcairn, DVM, Ph.D. *The Flower Essence Journal*. Tema 4, pp. 35-48.

Pitcairn, R.H. & Pitcairn, S.H. 1989. *Natural Health For Dogs and Cats*. Londres: Prion Books Ltd.

Richardson-Boedler, C. 1994. The catalytic effect of Bach Remedies in Homoeopathic Treatment. *The Homoeopath*. Vol. 54, pp. 246-250.

Scarlett, C. 1987. Helping pets help the aged. *Pedigree Digest*. Vol. 14, Nº l, pp. 5, 11.

Smith, B. 1982. Project Inreach: A program to explore the ability of Atlantic bottlenose dolphins to elicit communication responses from autistic children. In Katcher, A. & Beck, A. (orgs) *New Perspectives on Our Life With Companion Animals*. Filadélfia: University of Philadelphia Press.

Stein, D. 1993. *Natural Healing For Dogs and Cats*. Freedom CA: The Crossing Press.

Tuxworth, J. 1981. Is their "Bach" worse than their bite? *Nature and Health*. Vol. 2, Nº 4, Primavera.

Vlamis, G. 1988. *Flowers To The Rescue: The Healing Vision of Dr. Edward Bach*. Rochester, VT: Healing Arts Press. (Publicado pela primeira vez em 1986, Thorsons USA.)

Vlamis, G. 1990. *Bach Flower Remedies To The Rescue*. Rochester, VT: Healing Arts Press.

Vlamis, G. 1994. *Rescue Remedy: The Healing Power of Bach Rescue Remedy*. Londres: Thorsons.

Voith, V.L. & Borchelt, P.L. 1982. Introduction to Animal Behavior Therapy. Symposium of Animal Behavior. The Veterinary Clinics of North America: *Small Animal Practice*. Vol. 12, Nº 4, pp. 565-570, Filadélfia: W.B. Saunders Co.

Voith, V.L. 1982. Owner pet attachment despite behavior problems. In Kay, *Pet Loss and Human Bereavement*, p. 140.

Weeks, N. 1939. How to cure your pets — The Twelve Healers. In *Health From Herbs Magazine*, março, pp. 202, 208.

Weeks, N. 1942. The Twelve Healers and Other Remedies. *New Life: A Quarterly Magazine of Health and Healing* (suplemento de *The Animal's Companion*). Dez. 1941-1942.

Referências

White, I. 1993. *Australian Bush Flower Essences*. Findhorn: Findhorn Press.

Whyte, A.M. 1987. Pets in prisons. *Pedigree Digest*. Vol. 13, Nº 4, pp. 10-11.

Whyte, P. 1989. Modifying companion-animal dog behavior through touch and communication. In *Companion: Official Journal of the Human/Animal Contact Study Group*. Vol. 6, Nº 3, Primavera, p. 11.

Wright, Small M. 1988. *Flower Essences*. Warrenton, VA: Perelandra, Ltd.

LEITURAS RECOMENDADAS

Alaskan Flower Essence Project. 1989. *Flower Essence Studies*. Fairbanks: The Alaskan Flower Essence Project.

Bach, E. & Wheeler, F.J. 1979. *The Bach Flower Remedies*. New Canaan, CT: Keats Publishing Inc.

Bach, E. 1976. *The Twelve Healers and Other Remedies*. Saffron Walden, Essex: C.W. Daniel & Co. Originalmente publicado pelo próprio autor em 1933 como *The Twelve Healers*. Revisado em 1934, revisado e ampliado em 1936.

Barnao, Vasudeva 1988. *Healing With Australian Flowers*. Perth, W. Australia: Living Essences.

Barnard, J. 1979. *The Guide to the Bach Flower Remedies*. Saffron Walden, Essex: C.W. Daniel and Co.

Barnard, J. & Barnard, M. 1988. *The Healing Herbs of Edward Bach: An Illustrated Guide to The Flower Remedies*. Hereford: The Bach Educational Programme.

Barnard, J. 1994. *Collected Writings of Edward Bach*. Bath: Ashgrove Press.

Bellhouse, E. 1985. *Measureless Healing*. Somerset, Inglaterra: The Elizabeth Bellhouse Foundation.

Brennan, M.L. com N. Eckroate. 1994. *The Natural Dog: A Complete Guide For Caring Owners*. EUA: Plume.

Case, P. 1994. Flower Power: The traditional remedies of Edward Bach. *Natural Pet*. pp. 10-11. Novembro-dezembro.

Chancellor, P.M. 1971. *Illustrated Handbook of the Bach Flower Remedies*. Saffron Walden, Essex: C.W. Daniel and Co.

Cummings, S. 1978. History and development of the bowel nosodes. J. *Homeopathic Practice*. Verão. Vol. 1, Nº 2, pp. 78-89.

Evans, J. 1974. *Introduction to the Benefits of the Bach Flower Remedies*. Saffron Walden, Essex: C.W. Daniel & Co.

Griffin, J. 1989. *Returning To Source*. Fort Worth, Texas: Petite Fleur Essence, Inc.

Gurudas 1983. *Flower Essences and Vibrational Healing*. San Rafael, CA: Cassandra Press.

Harvey, C.G. & Cochrane, A. 1995. *Flower Remedies: the healing power of flower essences from around the world*. Londres: Thorsons.

Howard, J. & Ramsell, J. 1990. *The Original Writings of Edward Bach*. Saffron Walden: Essex: C.W. Daniel & Co.

Jones, T.H. 1995. *Dictionary of the Bach Flower Essences: Positive and Negative Aspects*. Saffron Walden, Essex: C.W. Daniel Co. (Publicado primeiramente pelo autor, Surrey, Inglaterra, em 1976.)

Johnson, S.M. 1993. *Flower Essences of Alaska*. Homer, Alaska: Alaskan Flower Essence Project.

Johnson, S.M. 1996. *The Essence of Healing: a guide to the Alaskan flower, gem and environmental essences*. Homer, Alaska: Flower Essence Project.

Jupp, H. 1990. Using the Bach Flower Remedies with Dogs. *Dog World*. 3 de agosto, p. 6. Ashford, Kent.

Kaminski, P. 1983. Flower Essences and Animals: An interview with Richard Pitcairn DVM, PhD. *The Flower Essence Journal*. Publicação 4, pp. 35-42.

Kaminski, P. e Katz, R. 1992. *The Flower Essence Repertory*. Nevada City, CA: The Flower Essence Society.

Kaminski, P. & Katz, R. 1994. *The Flower Essence Repertory*. Edição revisada. Nevada City, CA: The Flower Essence Society.

Katz, R. & Kaminski, P. 1987. *Healing Today's Child: the Magic of Flower Essences*. Nevada City, CA: The Flower Essence Society (monografia).

Katz R. & Kaminski, P. 1996. *Flower Essences: Nature's Healing Language*. Nevada City, CA: Flower Essence Services.

Kaslof, L. J. *Traditional Flower Remedies of Edward Bach: A Self-Help Guide*. New Canaan, CT: Keats Publishing.

Kemp, C. 1988. *Flower Essences: Bridges to the Soul*. Tucson, AZ: Desert Alchemy (monografia).

Krishnamurti, V. 1988. *Beginner's Guide to the Bach Flower Remedies*. Nova Delhi, Índia: B. Jain Publishers Ltd.

Lindenberg, A. 1988. *Bach-Bluten Therapie Fur Hanstiere: Tierkrankheiten sanft und naturalich heilen*. Tascenbuch ECON. Verlag GmbH, Düsseldorf.

Lopes, T. 1995. In praise of flowers; a talk with holistic therapist Morganna Davies. *Tiger Tribe*, jan/fev. pp. 32-3.

MacWhinnie, L. 1997. Bach Flower Remedies for Animals. *Homoeopathy International*.V.ll Part 2 (Outono) pp. 12-14.

Maly, I. 1991. *Bluten Und Chance Und Hilfe*. Salzburg.

Rotella, A. 1990. *The Essence of Flowers: New Age Wisdom*. Mountain Lakes, NJ: Jade Mountain Press.

Leituras Recomendadas

Scheffer, M. 1986. *Bach Flower Therapy: Theory and Practice.* Londres: Thorsons.

Simonds, M.A. 1989. *Essences For Animal Care.* Nevada City, CA: Flower Essence Society (panfleto).

Starck, M. 1989. *Earth Mother Astrology.* St. Paul, MN: Llewellyn Publications, Inc.

Titchiner, R., Monk, S., Potter, R. & Staines, P. 1997. *New Vibrational Flower Essences of Britain and Ireland.* Suffolk: Waterlily Books.

Vlamis, G. 1988. *Flowers to the Rescue: the healing vision of Dr. Edward Bach.* Rochester, VT: Healing Arts Press.

Vlamis, G. 1990. *Bach Flower Remedies to the Rescue.* Rochester, VT: Healing Arts Press.

Vlamis, G. 1994. *Rescue Remedy: the Healing Power of Bach Rescue Remedy.* Londres: Thorsons.

Weeks, NB. & Bullen, V. 1964. *The Bach Flower Remedies, Illustrations and Preparation.* Saffron Walden, Essex: C.W. Daniel and Co.

Weeks, N. 1940. *The Medical Discoveries of Edward Bach. Physician: What the Flowers do for the Human Body.* Londres: The C. W. Daniel Co., Ltd. (ou reimpressões subseqüentes).

Wheeler, F.J. 1996. *The Bach Remedies Repertory.* Saffron Walden, Essex: C.W. Daniel & Co. (Publicado primeiramente em 1952.)

White, I. 1993. *Australian Bush Flower Essences.* Findhorn, Escócia: Findhorn Press.

Wildwood, C. 1994. *Flower Remedies For Women.* Londres: Thorsons.

Wood, M. 1987. *Seven Herbs: plants as teachers.* Berkeley, CA: North Atlantic Books.

Wright, M.S. 1988. *Flower Essences.* Warrenton, VA: Perelandra, Ltd.

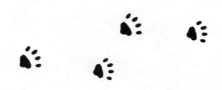

GRÁFICA PAYM
Tel. (011) 4392-3344
paym@terra.com.br